图解圆运动古中医临床应用丛书

圆运动古中医
临证应用
——重症疑难病篇
（二）

张芳珍　张　涵 ◎ 编著

中国健康传媒集团 · 北京
中国医药科技出版社

内容提要

　　本书以形象化、简单化的绘图结合临床具体病例，论述了重症疑难病的辨证论治，深入浅出地讲解中风脱证、顽固性头痛、肠易激综合征、支原体肺炎、心力衰竭、带状疱疹、胰腺癌、食管癌、肺癌、宫颈癌、淋巴癌等重症疑难病的病因病机和治法。同时，结合具体的病情详细分析辨证的方法、思考路径和依据，并融汇《黄帝内经》的医理，以圆运动理论处方用药。本书适合中医药爱好者、临床医生、在校医学生等阅读参考。

图书在版编目（CIP）数据

　　圆运动古中医临证应用.重症疑难病篇.二/张芳珍，张涵编著.--北京：中国医药科技出版社，2025.8
　　（图解圆运动古中医临床应用丛书）
　　ISBN 978-7-5214-4097-3

　　Ⅰ.①圆…　Ⅱ.①张…②张…　Ⅲ.①疑难病–中医临床　Ⅳ.①R2

　　中国国家版本馆CIP数据核字（2023）第150888号

美术编辑　陈君杞
版式设计　南博文化

出版　**中国健康传媒集团** | 中国医药科技出版社
地址　北京市海淀区文慧园北路甲 22 号
邮编　100082
电话　发行：010-62227427　邮购：010-62236938
网址　www.cmstp.com
规格　880×1230mm $\frac{1}{32}$
印张　6 $\frac{1}{2}$
字数　163 千字
版次　2025 年 8 月第 1 版
印次　2025 年 8 月第 1 次印刷
印刷　三河市万龙印装有限公司
经销　全国各地新华书店
书号　ISBN 978-7-5214-4097-3
定价　**45.00 元**

获取新书信息、投稿、为图书纠错，请扫码联系我们。

前言

　　感恩先师讳李可先生的教诲，感恩国家成立李可中医药学术流派，感恩志在复兴中医的仁人志士同道的共同努力和帮助。《圆运动古中医临证应用》于2010年出版，至今已有10余年，深受广大中医同道及中医爱好者垂爱，深表感谢！

　　能因此使许多人受益，或使患者研习医理而疗愈，或使初学者以此而入医学门径，或使有缘同道医术增上，聊慰寸心。

　　余10多年来致力于传承古圣先贤医道，传承实践"李可中医药学术流派"中医思想理论，"筚路蓝缕，以启山林"，创立六度古中医学塾，做普及古中医、恢复传统中医教育的工作，培养圆运动古中医理论实践临床人才；验证了《黄帝内经》《伤寒杂病论》《神农本草经》《温病学》的千古不易之实用价值；治疗了许多大病、重症、疑难病。相信圆运动古中医学理论必将为众多医学难题的攻克做出贡献。先贤彭子益先生的《圆运动的古中医学》为今后传统中医教育奠定了坚实的基础，证实了彭子益先生提出的圆运动古中医理论既是快速入门中医殿堂的捷径，也是全面掌握中医理论的必由之路、提高阶梯。

　　余十数年学医治教，力求回归经典，师法岐黄、神农、仲景等诸圣贤，如理熏修，理法方药亲证实践；深感中医乃仁术，救治疾苦无处不在；临床中或偶有所得，不敢私藏，或有不足，不敢隐瞒，坦陈成败；期望中医同仁，共怀承传复兴中医之大义，相互启发，相互勉励，相互帮助。若有一得之见，倘使一人受益，心感幸甚！若见不当之处或可知避，亦感幸甚！希望本书的出版能为培养中医临床人才、传承和复兴中医做出贡献。

学医必须明理，而把复杂的问题简单化，玄妙的问题直观化，抽象的问题形象化，是普及中医教育的重要方法。

本书以图表等方法解读医案，就是把抽象的问题形象化，把复杂的问题简单化，把中医的玄妙理论用生活中的事物直观表述，使医理昭然，致力中医人人明理，并且让患者也能明白疾病的病理和治疗原理。

让患者明明白白吃药、明明白白治病，改变对中医"稀里糊涂治愈疾病"的认知。中医明理生活化、简单化是中医传承、推广和普及的必由之路。

圆运动古中医的理、法、方、药另有专著，详细论述见《圆运动古中医图解经方》《圆运动古中医图解本草经》，兹不赘述。

吾逢此世，有缘恩师授业，步入中医之门，作为"李可中医药学术流派"的传承弟子之一，自不敢妄自菲薄，必当尽力担当重任，"复兴中医，舍我其谁！"希望每个中医人都能责无旁贷，勇担道义。

本书之宗旨，即在于普及中医，使人人知医。通过对具体病例的病因病机、理法方药进行分析，帮助读者快速入门中医殿堂，对疾病有正确的认知。

愿患者读之，明正确治法，不致误治使轻病转重，枉受苦难！或患者自己困而学医，自利利他，惠及父母、妻儿、亲朋好友。

愿无病者读之，以病例之苦患为鉴，惜身爱命，注重养生，不经苦患；或未雨绸缪，研习中医，利己及人，为普及中医做出贡献。

　　愿有志于中医之学者读之，鉴此临证之得失，受些微启发，愿医德医术增上，皆臻上工。

　　此书稿所选医案，皆是在学习治教实践中与余有缘的真实病例，由六度学堂的弟子张芳珍和众多学子见证记录并参与整理。自知医术尚浅，临证未达工巧，然知愧于昨之不足，信今之不逮，诚惶诚恐，唯期高明方家指正谬误，不吝赐教。

2022 年 7 月

张涵于河南濮阳六度古中医学塾

声　明

为继承和发扬李可老中医学术流派的思想，国家中医药管理局于2011年3月9日正式在南方医科大学南方医院设立李可中医药学术流派传承基地。

本书旨在分享李可中医药学术流派的实践经验，给读者以启发，抛砖引玉。

先师讳李可先生自创破格救心汤、攻毒承气汤等方剂28首，运用古中医理、法、方、药，临床50余年，对各科疑难杂症均有独到的救治经验。先师擅于破格用药，驾驭大毒之药救治急危重症、疑难病，经常一剂知、二剂已。

善于破格用药是本学术流派的特色，临床辨证处方用药不拘泥于成法。

特别提示：

中医自古以来治疗疾病都是在辨证论治的基础上，一人一方，如同一把钥匙开一把锁；疾病症状或有相同，辨病因病机却未必相同，临证必须明辨病因病机，方能执万病之牛耳，不可"执方欲加"，故本书中医案处方不可照搬施治于病人！

本书中所有方剂的剂量均是笔者在师传用药心法的指导之下所拟，请广大读者不要生搬硬套，盲目照搬使用书中所载的方剂。照抄处方所引起的任何后果，笔者和出版社不负相关责任。

张涵

目录

骨折术后伤口感染，脓毒血症，高热神昏

——洁净府，荡涤五脏六腑，驱邪外出

患者为六度古中医学塾函授班齐师兄家属，男，54岁。平素酗酒，糖尿病病史20年，伴有糖尿病视网膜病变。右小腿骨折，伤口愈合不良，导致手术后伤口感染。现患者意识时而清楚，时而糊涂，有时自言自语，肌肉不自觉瞤动，发热。至医院就诊，考虑为骨折术后不能愈合所致。

2021年2月19日初诊：晚上与西安弟子靳皓帧通话，希望他能去医院看一下患者。靳皓帧整理其治疗过程如下。

2021年2月20日：7时齐师兄发来舌象（图1）。我于10时左右赶到医院。患者4日未大便，无腹胀，高热（38℃以上），神昏嗜睡，呼之可醒，旋即昏睡。脉洪大虚数，沉取无根，少冲和之气（因在医院条件所限，前后只见患者不到3分钟，也是唯一见到患者的一次，后续所有病情、影像资料均由齐师兄线上告知）。治疗拟方如下：附子10克，生山萸肉90克，三石（飞滑石、生石膏、寒水石）各30克，红参30克，炙甘草45克。2剂。另准备三豆汤（乌豆、赤小豆、绿豆）各500克许，煮汤代水服。

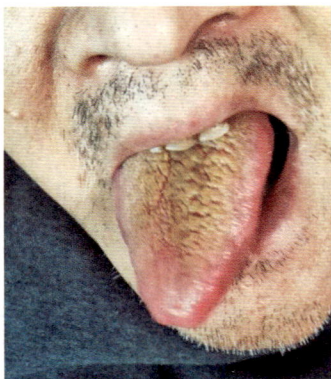

图1

2021年2月20日：下午，因在医院种种不便，患者未能及时按处方服药。于傍晚使用退热针剂，体温由39℃以上降至35.4℃，大汗如洗，浸透被褥；面色苍白，神气不足，舌苔黑黄干（图2）；胡言乱语，自言像魂魄离体，不能合二为一。

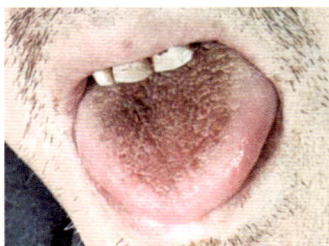

图2

2021年2月21日：患者嗜睡不醒，又发高热，医院医生要求再次注射退热针剂。我与齐师兄分析认为，津液重伤不宜再汗，津液脱干，中焦肺胃失常很危险，昨日退热（体温降至35℃）便是征兆。因高热神昏、嗜睡不醒、呼之亦不易醒，故让齐师兄购买小儿肺热颗粒，意在稍稍清解灼热犯肺之气，令其苏醒。与此同时用上述汤药合三豆汤护卫。小儿肺热颗粒实属秋药当春之时，本不当用，但见患者肺气熏蒸，欲轻轻略降以唤苏醒。下午，患者先服小儿肺热颗粒，1小时后苏醒，再未昏睡。同时服用上述汤药，高热逐渐退去，血糖也有所下降，如厕2次，能少进饮食，嘱停用小儿肺热颗粒。

2021年2月22日（齐师兄回复）：昨日没有用退热西药，12时喝了半剂药后发热慢慢减退，凌晨2~3时恢复正常体温。今晨又喝了半剂，血糖从昨天大便后也降了不少。医院医生考虑发热由伤口感染所致，今日无法再办理转院。下肢骨折，钢板内固定，伤口一挤就往外冒血水，可能是有感染（有耐药菌），目前未发热，血糖有些升高。

2021年2月23日：上午病情平稳，下午又发低热，2天未大便，精神差，不欲饮食，舌象见图3。

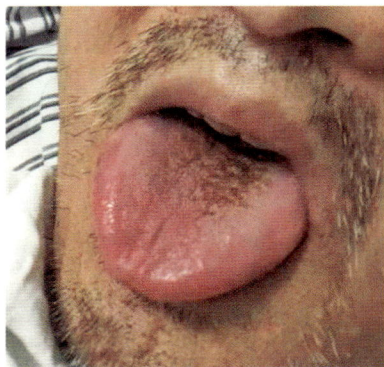

图3

2021年2月24日：齐师兄联系师父（张涵），告知病情，并告知伤口感染，若出现脓毒败血症非常危险。师父治疗拟方如下。

处方1：桃仁30克，桂枝15克，炙甘草15克，赤芍15克，大黄15克，芒硝10克，制附子15克。加水1.5千克，煮沸1小时，日1剂，分3次服，得泄后日服1次。

处方2：附子10克，生山萸肉90克，飞滑石、生石膏、寒水石各30克，红参30克，炙甘草45克。日1剂。

齐师兄因办理转院，加之心乱，将师父处方告知我，让我整理，并告诉患者买哪些药、怎么喝。

2021年2月25日（齐师兄回复）：服师父方药，大便数次，精神恢复，可以坐卧与人聊天，饮食恢复如常，可以谈笑。家属欢喜万分，连连感恩能遇到师父。而后每每询问情况都较前好转。

2021年2月26日（齐师兄回复）：今日换药，伤口好转，几乎无脓液，腿已消肿，但脚肿还未消。昨日晚上12时大便1次、量稍大，自觉身上比以前更有劲了。

2021年2月27日（齐师兄回复）：今日换药，伤口组织液（血水）渗出较多，还有一些已经坏死的组织。患者体质差，有贫血、低蛋白血症。在医院天天静脉输注抗生素、白蛋白，伤口长好估计要等些时日。二便、饮食正常（由于患者有糖尿病，医生不让多吃）。

2021年2月28日：舌象见图4。

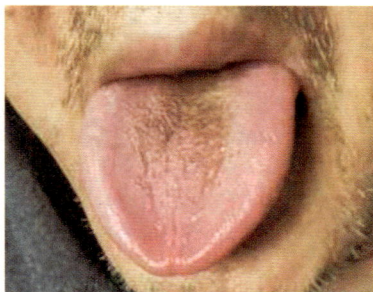

图4

2021年3月4日二诊（齐师兄反馈）：患者服用师父的方子后，精神状态正常，食欲好转，血糖控制平稳，大便基本每日1次，无稀便。前些天患者自觉伤口疼痛减轻、无脓液，只有体液渗出，但膝部和脚未消肿（未受伤的脚已消肿），瘀血未消散；近两日感觉伤肢胀痛，膝部和脚踝处温度比其他部位热，直立后肿胀加重。晚上睡眠一直不佳，时有口苦。今日又有些汗出增多，时有出汗后怕冷、低热。医院检查提示：①左心室舒张功能减低；②贫血（血红蛋白8g/L）；③低蛋白血症（还未完全恢复）；④碱性磷酸酶偏高。手术后已近1个月，今日换药时发现在已经长好的伤口下有脓液，医院医生认为感染仍未得到控制，建议把内置钢板拆除。师父认为，患者还没有脱离危险。治疗如下：攻毒承气汤中加金银花60克，制乳香、制没药各10克；另加服培元固本散，每日15克，分3次空腹冲服，服用1周。

2021年3月11日三诊：前天患者又行手术，把钢板全部取出，并进行了彻底清创冲洗。医院医生说其伤口深部还有脓液，甚至骨髓腔内都有脓液，膝关节腔内也抽出不少脓液。手术前师父的方子只服了4日。据观察，脚上的瘀青褪了不少；膝部由原来的"拒按"变为能接受轻微按压，可能是因为里面的脓液消退了不少。现患者精神、饮食正常，只是手术前后又有3日未行大便。师父嘱患者守方服，另加服攻毒承气汤加黄芪60克，服用1周。

2021年3月22日四诊：服药8天，患者伤口情况良好，未出现异常，自觉伤肢轻松了许多，舌象见图5。服药第6天时，患者有腹泻（以前都是干便），第1天4~5次，特别臭，之后臭味稍小一点，大部分都是在半夜排便，大便里有未消化的食物，前两天基本上是糊状便，今天有水样便（考虑为万古霉素的不良反应）。昨天服最后1剂药后即吐。半夜自述胃痛，今天胃里感觉有些灼热痛。师父嘱服附子理中丸2日。

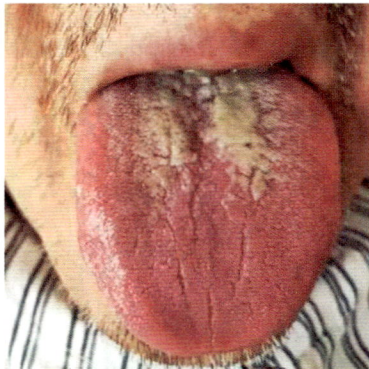

图5

2021年3月24日五诊：患者昨日行手术。据手术医生讲，手术打开后，里面生长良好，基本没有感染，只在骨水泥下因脓液被压而形成干燥脓性分泌物，术中已经刮除，不影响大局。由此可见，师父的方子效果明显，患者这次感染的细菌为多重耐药菌，多种抗生素对其无效，即使用万古霉素抗感染，疗效也并不理想。患者昨日服了两丸附子理中丸，目前无腹泻。师父嘱服固本散、十全大补丸或变汤剂。

2021年4月6日随访：患者手术植入人工骨（有1块骨骼缺损），并清创，医生说骨头生长良好，已长出新的骨膜，血运丰富。并于4月13日进行手术植皮，植入的皮肤也一次性成活。随后患者一直担心使用万古霉素会出现不良反应，以及断断续续腹泻可能会影响伤口的愈合，但有了固本散和十全大补丸的辅助，一切都很顺利。

按： 该患者高热38℃以上，神昏嗜睡，脉洪大虚数，沉取无根，面黄白色暗、目暗，舌尚有一点红色。病情很危重，正虚邪盛，故予小剂量的救心汤。医生又予退热针剂，体温由39℃多降到35.4℃，大汗如洗。退热西药会引起大汗淋漓，虽可暂时退热，但会伤阴耗津，导致阳随汗脱。随后患者出现面色苍白，舌苔焦黄、暗黑，谵语，这是邪热由气分渐陷入血分，热扰神明的表现。此时其病情已经很危重，又出现脉浮大无根，元气虚散。因此，不管是否高热，都要收敛元气；虽然发热，但是面黄白、舌暗，阳随汗脱而虚，故用小量救心汤敛固元气；若是纯阴虚证，当以来复汤治之。

患者伤口一直感染，因而导致发热，渐趋向脓毒入血分重证。这种病情危重，舌苔里有黑苔，体内聚集了很多邪气，伤口感染有脓血等表现，说明邪气不仅仅往外流出来了，还有很大一部分是进入了体内，判断有可能出现败血症等的趋势；仅扶正顾护元气是不行的，荡涤洁净五脏六腑已是刻不容缓，故予桃仁承气汤加附子，以洁净府。

"开鬼门，洁净府。"祛邪的具体方法有两种：一个是开鬼门，其实这个"鬼"字可能写错了，应该是"魄"，即魂魄的魄。因为汗孔是魄出入的道路，所以"开鬼门"就是汗法。另外一个方法就是洁净府，即荡涤清洁五脏六腑。其一是用泄法往下排出邪气，其二是用涌吐之法吐出邪气。

桃核承气汤属于泻下，可以荡涤清洁脏腑血脉的邪气，使之归于阳明，将其驱逐出体外。大黄、芒硝具有清洁作用，大黄能够推陈致新，荡涤肠胃积聚；芒硝能把脏腑、经络中的邪气清洗到肠胃中，然后打开通道把邪气排出去。同时，继续服小剂量的附子和救心汤收敛元气，最后加金银花、制乳香、制没药，并加服固本散。

扶正和祛邪一定要分清时机：没有邪气在体内时可以扶正，但是有邪气进入体内时，必须要快速将邪气清出去。

怎么理解邪气进入体内？如干活时被刺扎了一下，但是刺没有留在肉里，只是扎破出血了，虽然疼，但挤一挤让血流出来，可能不用怎么处理就能愈合。这种情况就是没有邪气入里，只是被刺伤到了，这时要进行的治疗就是扶正。然而，如果刺直接断留在肉里，与只扎破的感觉完全不同，一动就疼，则属于邪气侵入体内并驻留于体内的情况，它会造成持续性的伤害，这是邪气侵入的特点。风、寒、暑、湿、燥、火之邪亦如是，如伤风和中风是不同的。伤风是风邪未入里，中风是风邪入里；治疗伤风需要扶正，治疗中风必须驱散风邪，使之外出，驱邪"犹拔刺也，犹雪污也，犹解结也"。

严重痔疮出血

——肾气不固，血不藏摄

患者霍某，男，32岁，河南濮阳人。

2020年6月21日初诊：患者痔疮出血5年，每次便后多下鲜血、量大。贫血严重，查血红蛋白42g/L（正常120~160g/L），未行治疗。面色蜡黄，掌指唇舌均白如纸，痔疮无痛感，大便时有下坠感。脉弱，左尺弱甚，右寸斜上，两尺浮弦弱。先便后血，血色鲜红。诊为肾气不固，血不藏摄。治疗拟方如下：黄芪250克，当归10克，桂枝15克，熟地黄45克，肉苁蓉30克，红参30克，砂仁15克，生白术20克，制附子10克，姜炭20克，槐实炭20克，煅龙骨、牡蛎各30克，辽五味子30克，补骨脂30克，槐花炭15克，血余炭10克，童便（冲服）（图6）。加水2.5千克，煮沸2小时，日1剂，分3次服，14剂。另外，每次小便后，用自己小便冲洗肛门。2020年6月底患者来信，述服上方药5剂血即止，由于不能接受饮服童便，故只服用2剂。后嘱兑入药中。

2020年7月11日二诊：服前方6剂，下血止，面色蜡黄转明，舌转淡红，指白如纸转淡红，脉较前有力。治疗拟方如下：黄芪180克，当归10克，白术30克，熟地黄30克，桂枝10克，红参30克，制附子10克，山萸肉30克，槐花炭10克，槐实10克，补骨脂30克，肉苁蓉20克（图7）。加水2.5千克，煮沸2小时，日1剂，分3次服，30剂。

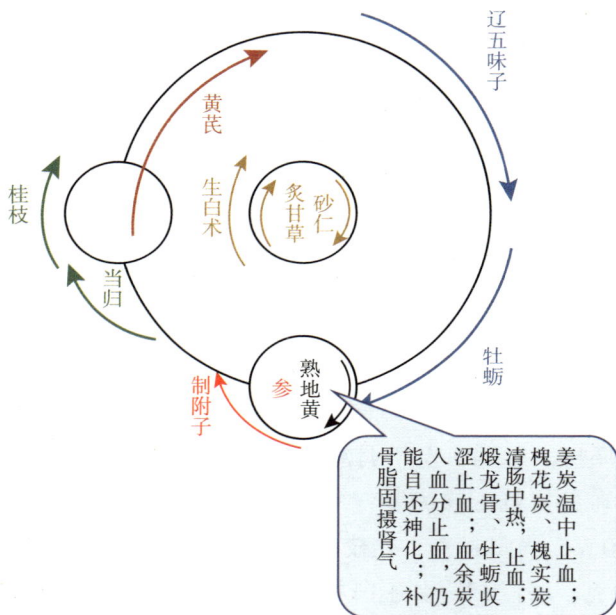

图6

按：患者痔疮出血5年，不知其严重性，并未重视；起初病因已不可考，中气虚，脾不统血，肝木不升，下陷于大肠，肾气虚不能封藏是其病机。治疗当先补气以摄血，升肝木，收摄止血，兼补血，使圆运动复圆。

当归补血汤中，大剂量黄芪补中气升提；桂枝、当归、肉苁蓉升肝木；血余炭、童便冲服以止血。同时，童便同气相感能快速补充肾气，还能够清下陷于大肠的郁热。嘱其用自己的小便冲洗肛门，是先贤留下的单方，因为小便能解毒清热，用其洗肛门，可以清下陷于大肠的郁热。

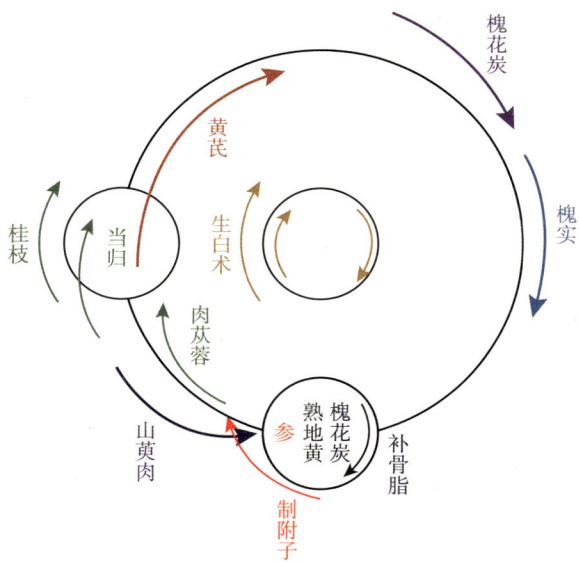

图7

面部红疹

——少阳胆经不降

患者王某，女，50岁，河南郑州人。

2021年3月29日初诊：外出暴晒后出现面颈红痒、过敏。自觉颈侧发热3年，下颌起红疹10年。舌淡紫，脉两寸弦斜上、右数，数日未行大便。治疗拟方如下：柴胡30克，半夏30克，炮姜20克，党参30克，甘草15克，金银花6克（后下），黄芩6克（后下），巴戟肉30克，辽五味子10克，生地黄30克，砂仁10克（图8）。加水1.5千克，煮沸1小时，3剂。

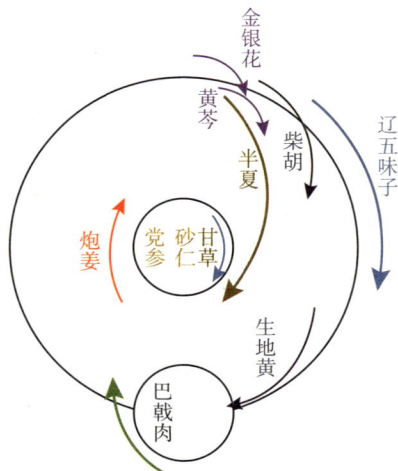

图8

2021年4月2日随访：此次好得最快，面部已明显好转，已无下颌红痒。

按： 该患者面颈红痒、过敏，颈侧觉热，下颌起红疹10年，数日未行大便，舌淡紫，脉两寸弦斜上、右数。面部、下颌是足阳明胃经的循行部位，颈部两侧属足阳明胃经和足少阳胆经的循行部位。舌淡紫，提示中焦虚寒。中气如轴，中焦虚寒运转不畅，则在上之相火不能正常下降而上燔成为上火之症状，故见面颈红痒。脉两寸弦上，胆经不降可知。胃为诸经降气之关，阳气之下降潜藏依于胃气的下降，少阳为阳气入阴之枢机。柴胡疏理少阳枢机，清平之气可以枢转阳气入于阴；半夏降胆、降三焦相火归于命门，运转少阳枢兼降胃气；金银花、黄芩清上焦面部之热；炮姜以温中焦之寒，反佐防金银花、黄芩之寒伤中阳；辽五味子收敛肺金、相火；生地黄凉降滋阴，使火下降涵藏于水中；巴戟肉温肾阳，使肾水不寒。

口唇红肿溃破之唇炎

——中焦不运，相火不降

　　患者为六度古中医函授班一位师兄的儿子，男，9岁。

　　2021年3月6日初诊：半年前出现口唇四周红肿，但不至于溃烂，舌尖总有小溃疡。刻下症见口唇周围红肿溃烂，唇色赤，舌尖赤、苔中白腻（图9）。诊为中焦不运，相火不降。嘱其忌食荤腥、寒凉。治疗拟方如下：炙甘草10克，炒白术10克，炮姜10克，党参15克，代赭石20克，制乳香、没药各10克，金银花3克（最后1分钟下），半夏10克，砂仁10克（最后10分钟下），乌梅30克，茯苓20克，辽五味子10克。加水1.5千克，煮沸1小时，日1剂，分3次服，7剂。

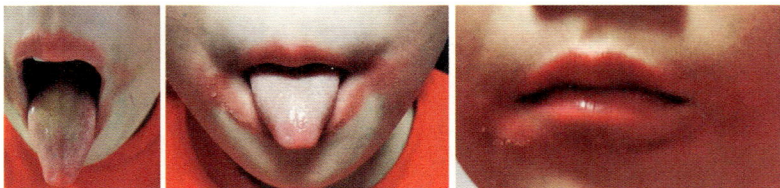

图9

　　2021年3月中旬复诊：服前方5剂药（分7日服完）后，口唇红肿溃烂好转，舌尖红减轻，大便两日一次、偏干，唇色有时还会红。服用剩余药后，嘴角仍有发红，但唇周已不红，舌尖赤褪，舌苔已不腻（图10）。嘱继续服前方7剂，忌肉食、生冷、寒凉、辛辣。

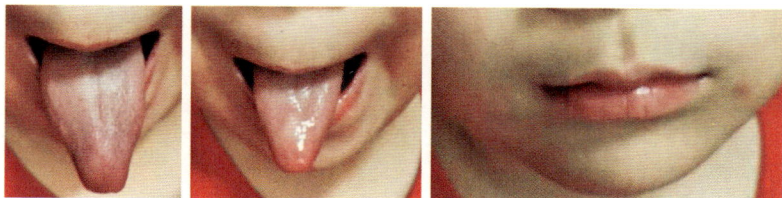

图10

按：患者舌淡、苔中厚腻、舌尖赤，为中焦不运，在上之相火不降而上燔，致口唇红肿溃破，已形成局部之热，故治疗宜运中降胃，兼用金银花清上浮之火，乌梅收敛相火、平疏泄，辽五味子、茯苓收降肺金以降相火。

临床常见之口腔溃疡、鼻衄等上火诸症，有因中焦不运相火不降，有因肺金虚相火不降，有因疏泄太过、肾水封藏不足而相火逆腾，症见相似，病机不一，临床当明辨之！

唇周红疹

——手太阳经不畅

患者曹某，女，43岁，浙江宁波人。

2017年3月5日初诊：面色黄暗、唇周红疹2年余，发于外感咳嗽西药治疗后，服清热解毒药4个月效果不佳。2016年至医院检查提示右肺小结节，肺炎至今，浅咳多年。舌淡，脉右寸关紧细，右寸斜上，左弦。治疗拟方如下：半夏30克，砂仁10克，云母20克，壳白果20克，麻黄10克，辽五味子20克，炒白术30克，炮姜30克，炙紫菀、款冬花各20克，乌梅30克，红参30克，枸杞子30克，巴戟肉30克，补骨脂30克，制附子20克（图11）。加水2千克，煮沸90分钟，日1剂，分3次服，14剂。

2017年4月16日二诊：面部红斑变薄，症去十之五六，舌淡红，脉寸上。嘱守方加柏子仁20克、熟地黄30克，减制附子为10克，30剂。

2017年7月2日三诊：症去十分之九，面偏红，舌淡，右关紧细，眠佳，原夏季无汗，刻下已正常。嘱上方加白芥子10克（炒研），30剂。

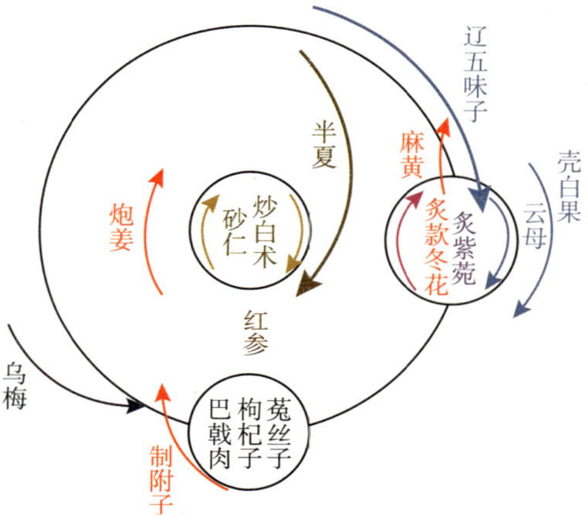

图11

按： 此例唇周红疹患者，据脉证合参，属肺气虚，金气不敛降，仍有寒邪伏于肺中，外感表证无汗仍在，故应依脉证之主证治疗，即补肺金之虚，发散肺中寒邪，调和表之荣卫。肺气宣降正常，金气足，相火自然敛降而愈。

"面色黄暗，唇周红肿疹2年余，发于外感咳嗽西药治疗后"：太阳表证，"无汗，咳嗽"当是太阳表实证，风寒伤表，此时当用麻黄汤解表；而用西药治疗后，增唇周出疹，仍有咳嗽，误治可知。

"服清热解毒药4个月效果不佳，去年查见右肺小结节，肺炎至今，浅咳多年"：此时只见局部红疹，未睹全局。见红疹以为有热，就用清热解毒药，用之不效，竟连续用4个月，寒凉已伤阳，加之肺炎、肺结节，说明已经肺里伏寒凝结。

"舌淡，脉右寸关紧细，右寸斜上，左弦"：可知太阳表证仍有寒邪，肺经亦有寒邪，致肺金宣降失司。手阳明大肠经与手太阴肺经相为表里，因此两经感寒，循行部位有相应的症状，手阳明经循行于唇口，气机因寒不畅而郁阻生疹。"大肠手阳明之脉，起于大指次指之端，循指上廉，出合谷两骨之间，上入两筋之中，循臂上廉，入肘外廉，上臑外前廉，上肩，出髃骨之前廉，上出于柱骨之会上，下入缺盆，络肺，下膈，属大肠。其支者，从缺盆上颈，贯颊，入下齿中；还出挟口，交人中——左之右、右之左，上挟鼻孔。"

此时辨证，当针对主证，口周红疹只是手太阴、手太阳经感受寒邪的外在表现，而肺炎、肺结节，无汗、恶寒才是主证。故初诊方，并无一味药是治疹的，而是针对"太阳表证兼入里手太阴伏寒"治疗，予小青龙汤加附子，加减化裁。14剂后，二诊红疹变薄，愈过半，表明温煦得效，手阳明大肠经渐通畅。三诊，得汗，疹愈九成，"原夏季无汗，刻下已正常"，说明表里寒邪已解，病愈。

治疗的方向和目标一定要正确。当症状不一致时，一定要通过中医整体辨证的优势，推理病因病机，抓主证！"伤寒六经辨证之法统病机而执万病之牛耳，则万病无以遁形。"此是先师李可先生耳提面命的谆谆教诲。伤寒六经的运行规律，是顺应天道的圆运动规律。

严重口腔溃疡

——阳明不降，致相火上燔

患者，女，50余岁。

2014年1月24日初诊：口腔溃疡10余日，渐渐加重，服清热解毒中成药及抗生素更甚，溃破成片，唇舌及牙龈、咽部皆溃，舌苔厚腻，脉右寸关紧细。治疗拟方如下：生半夏30克，炒白术30克，茯苓30克，炙甘草15克，砂仁10克，怀牛膝30克，乌梅30克，制乳香、没药各10克，生龙骨15克，生牡蛎30克（图12）。加水1.5千克，煮沸1小时，日1剂，分3次服，2剂。患者服用2剂后明显好转，已无疼痛。

按： 此例相火不降，属于胃经不降，兼有肺金不降，治以降肺胃。舌苔厚腻，脉右寸关紧细，脉右寸关候肺和脾胃，右为降路，降机阻滞，相火不能下降，上燔而成如此严重之口腔溃疡。治疗以怀牛膝、半夏通降阳明，乌梅平相火之疏泄，龙骨牡蛎潜镇相火，炒白术运中降胃，制乳没祛瘀止痛，消肿生肌，修复溃疡。

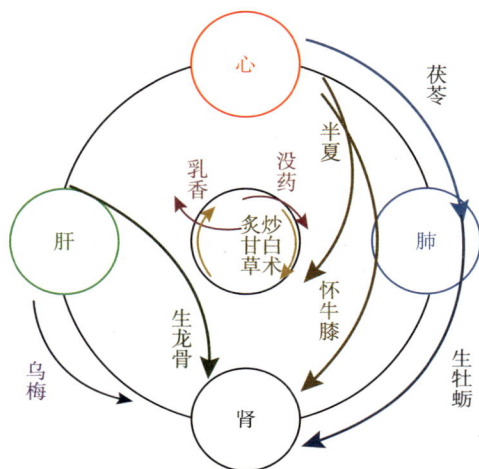

图12

中耳炎流脓水

——少阳胆经不降

患者张某，男，9岁，浙江杭州人。

2014年1月20日初诊：2009年中耳炎发作，耳部流脓水，中西医治疗至今未愈。曾在杭州服中药2年，外治1年余，具体方药不详。刻下症见舌淡赤、苔剥如地图，经常龋齿，脉左关浮弦，右寸关浮弦、尺弱，右寸弦斜外上。诊为胆木逆上。治疗拟方如下：生半夏45克，炮姜15克，炙甘草30克，炒白术30克，砂仁10克，乌梅30克，柴胡30克，黄芩10克（后5分钟下），金银花10克（后5分钟下），太子参30克，怀牛膝20克，大枣12枚（图13）。加水煮30分钟，余3两，日1剂，分3次服，7剂。

按：在六经的圆运动中，胆经主降敛相火。胆经循行于身侧，"胆足少阳之脉，起于目锐眦，上抵头角，下耳后，循颈，行手少阳之前，至肩上，却交出手少阳之后，入缺盆。其支者：从耳后入耳中，出走耳前，至目锐眦后"。手少阳亦循行于耳。从该患者的病变部位反推可知，属于少阳经循行部位。

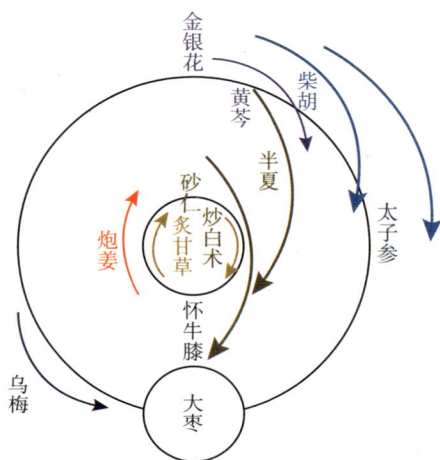

图13

失眠、气逆

——少阳乃阳气入阴之街衢，枢转少阳潜入阴

患者范某，女，51岁，湖北人。

2021年3月20日初诊：2021年2月27日久坐劳累后出现头晕，自觉气上逆，在当地医院就诊，服中药（附子9克，龟甲12克，黄柏7.5克，砂仁5克，炙甘草7.5克，半夏12克，茯苓12克，陈皮15克，党参12克，厚朴12克，炒扁豆12克，山药12克）后腹泻无力。而后出现肢厥、手足出汗、寒战等症状，电话询诊，建议服附子理中丸和小剂量救心汤，症状好转。随后出现背部发热、失眠等症，嘱服六味地黄丸，症状好转。刻下症见舌淡紫胖、苔腻，脉两寸弦斜上，右寸数上。治疗如下。

处方1：代赭石20克，炒白术20克，砂仁10克，生龙骨30克，生牡蛎30克，红参30克，熟地黄30克，山萸肉30克，炙甘草10克，茯苓30克（图14）。加水1.5千克，煮1小时，日1剂，分3次服，14剂。

处方2：和胃散10克/日冲服，六味地黄丸2丸/日，固本散10克/日，空腹冲服1个月。

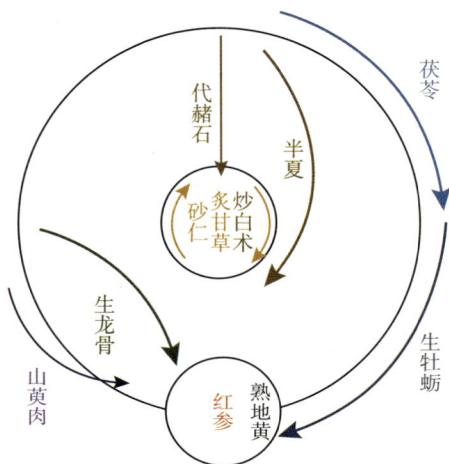

图14

　　2021年4月6日二诊：开始服前方效果很好，连续睡1天半，睡眠好转。中间感冒1次，服风寒感冒颗粒后出现大汗淋漓，又服乌梅三豆汤，汗止；随后又出现背部发热，停服和胃散，热止，眠可。2021年4月3日，久坐劳累后自觉腰部有灼热感、失眠，服六味地黄丸无效，已3日不寐。脉左寸上至大陵，右寸斜上，舌紫、苔白腻。治疗拟方如下：柴胡20克，半夏30克，桂枝6克，白芍6克，砂仁10克，生龙骨30克，生牡蛎30克，磁石30克，党参45克，茯苓30克，炙甘草10克，炒白术20克，熟地黄30克，辽五味子20克，乌梅30克，山萸肉30克（图15）。加水1.5千克，煮沸1小时，日1剂，分3次服，3剂。

　　2021年4月8日三诊：服前方1剂之三分之二，即可安卧，脉已不上冲，舌淡紫、苔腻已褪（图16）。自觉从头顶沿少阳经循行热流至足，嘱加服和胃散。

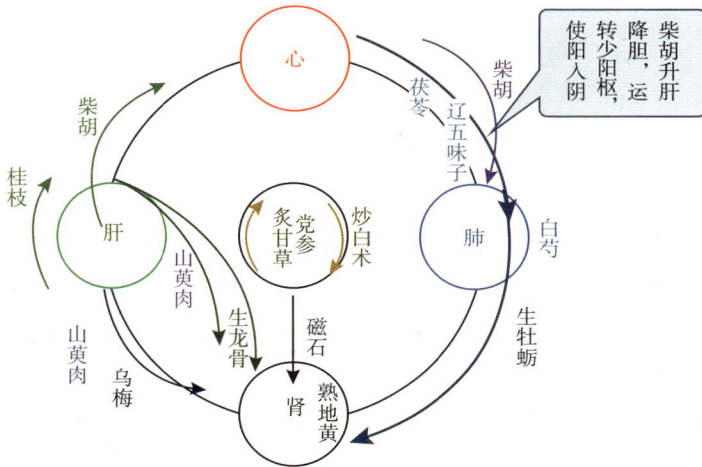

图15

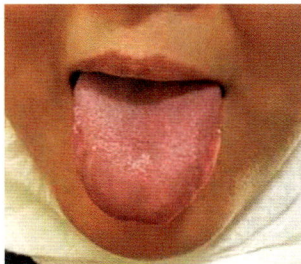

图16

　　按：运转少阳枢，使阳气潜藏入阴，效如桴鼓。人身气机运行，由里出表，左升而上，再由浮而降，从阳入阴，是一个圆运动的循环往复。该患者阳气升而不降，阳不入阴，故失眠。阳气的降，是从阳入阴，少阳是阳气下降必由之路，少阳枢机不利，阳不入里，故枢转少阳得效，治以柴胡汤而愈。人身的六经圆运动，是立体的圆。

失眠、甲状腺功能亢进症

——阴不涵阳

患者谢某，女，56岁，广东汕头人。

2018年4月14日初诊：自述睡眠差，自29岁开始患有甲状腺功能亢进症（简称甲亢）。刻下症见面色萎黄，舌淡暗，脉右寸弦搏指、斜上，左寸弦斜。治疗拟方如下：熟地黄30克，山萸肉30克，红参30克，炙甘草20克，生龙骨30克，生牡蛎30克，白芍15克，柏子仁20克，制附子10克（图17）。加水1.5千克，煮沸1小时，日1剂，分3次服，21剂。

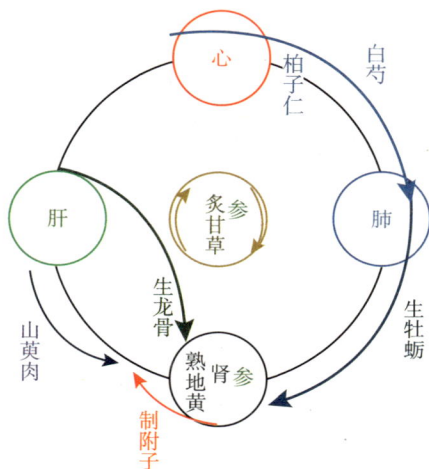

图17

2019年3月23日二诊：间断服前方近3个月，失眠好转，甲亢已正常，增重5公斤。刻下症见舌苔厚腻，脉右寸上结滞，左关弱。治疗拟方如下：半夏30克，砂仁10克，炮姜10克，熟地黄30克，白芍10克，柏子仁20克，炙甘草15克，制附子10克，生龙骨30克，生牡蛎30克（图18）。加水1.5千克，煮沸1小时，日1剂，分3次服，30剂。

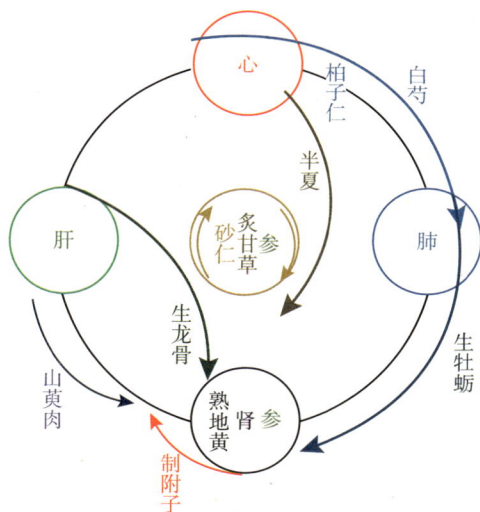

图18

按：该失眠、甲亢患者，属于阴不涵阳。肾水不足则不能涵阳，阳不潜藏，故甲亢、失眠。右寸脉失于常度，兼有肺金不降。分析此病机，当属肺不降在先，肺为肾之母，久则肾水虚，加之年龄已是天癸竭之后。故治以滋阴潜阳，加柏子仁补肺金、敛降肺金，初诊失眠、甲亢均痊愈。

2020年9月12日三诊：已无失眠，甲亢已愈1年，刻下症见面色荣，舌淡红，脉右寸弦上斜。治疗拟方如下：熟地黄30克，怀山药30克，山萸肉30克，辽五味子10克，麦冬10克，百合30克，半夏30克，茯苓30克，代赭石20克，砂仁10克，红参20克（图19）。加水2千克，煮沸90分钟，日1剂，分3次服，30剂。后随访已无不适。

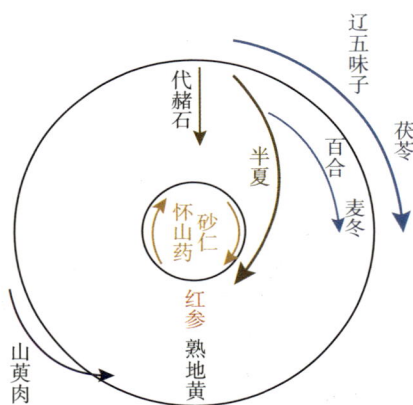

图19

按：9月节气已至金秋敛降之节，右寸脉仍有不降之象，故加麦冬、百合以助金降。肺不降的原因甚多，其中亦有不少情志为病者，肺为相傅之官，心悸、忧虑、操劳过度、患得患失、紧张焦虑等皆能引起肺金不降，甚则肺中之神受伤。故古人再三告诫："恬淡虚无，真气从之，病安从来。"

消渴

——真阴虚损

患者刘某，女，58岁。

2020年3月23日初诊：自述近3个月体重下降7.5公斤，口渴能饮，每日饮水数升，夜溲3次。查血糖、胆红素、转肽酶等升高。其女爱好中医，曾咨询后让其服六味地黄丸、乌梅三豆汤等20余日，口渴减轻。刻下症见面色萎黄，舌淡，脉枯细。治疗拟方如下：熟地黄45克，山萸肉30克，怀山药30克，牡丹皮10克，天冬10克，女贞子30克，辽五味子10克，茯苓20克，野黄精30克，红参30克（另炖），乌梅30克，砂仁10克（图20）。加水1.5千克，煮沸1小时，第二次煎煮20分钟，混匀，日1剂，分3次服，30剂。

2020年5月21日二诊：已无口渴，不能纳凉。舌淡，脉右寸弦上斜，关尺偏紧，左寸不满。掌赤，面暗。治疗拟方如下：熟地黄30克，怀山药30克，茯苓30克，制附子10克，山萸肉30克，红参30克，炮姜10克，沙苑子30克，赤芍10克，桂枝6克（图21）。加水2千克，煮沸90分钟，日1剂，分3次服，30剂。

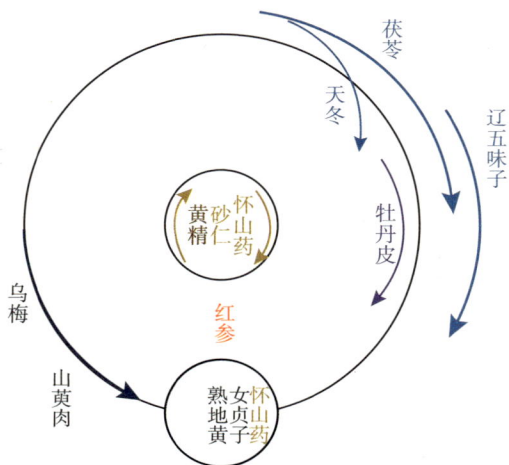

茯苓
天冬
辽五味子
牡丹皮
怀山药
砂仁
黄精
乌梅
红参
山萸肉
熟地黄
女贞子
怀山药

图20

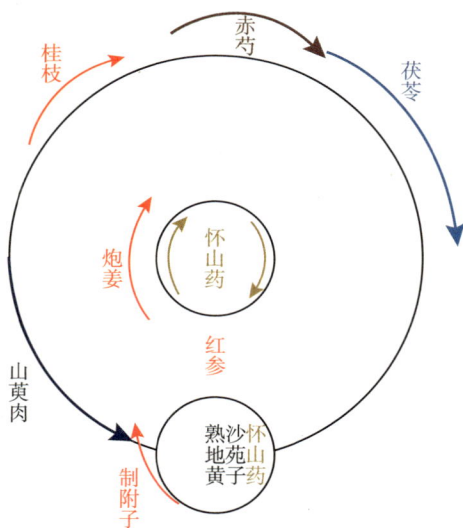

桂枝
赤芍
茯苓
怀山药
炮姜
红参
山萸肉
熟地黄
沙苑子
怀山药
制附子

图21

按：此例消渴，属于肾水阴虚，不能涵阳，致相火不能潜藏。相火不安于下，上逆于胸中，则胸中热，而饮水自救，故口渴能饮；饮不能解胸中之热，多饮溲多；火能消烁真阴，故消瘦。治以滋阴潜阳，而愈。

发热多日

——元气虚发热，多日未解

患者王某某，女，70岁，河南安阳市内黄县人。

2017年8月12日初诊：患者中风15年，不能自主行走，常坐轮椅。近1月余每日17时至19时发热，体温37~39℃，逐渐加重。考虑由外感引起，西医输液治疗效果不佳，已住院治疗5日，仍每日下午发热。刻下症见舌淡、苔厚腐腻，脉右沉，左寸关浮紧，右寸上，前几日呕吐、咳嗽。治疗拟方如下：桂枝20克，白芍20克，赤芍15克，生龙骨30克，生牡蛎30克，杏仁15克，炮姜20克，半夏30克，砂仁10克，炒白术30克，红参30克，制附子15克，炙甘草20克，山萸肉30克，乌梅30克，生姜30克，大枣12枚（图22）。加水1.5千克，煮沸1小时，日1剂，分3次服，5剂。2017年9月3日患者来电告知：8月12日因住院未能服药，直至8月27日出院，仍有发热。8月28日服前方2剂热除，至今已4日无发热、喷嚏。

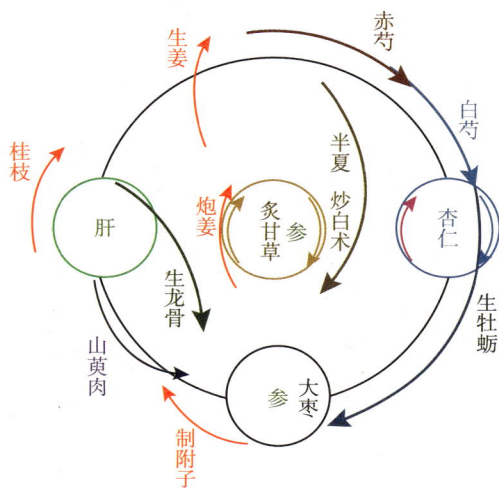

图22

按：此证发热，缘于外感，素体元气虚弱，当治以调和荣卫、敛补元气。

人各有因缘，能够遇到正确的治疗，的确需要善的因缘。如果当时服药，疾病早瘥，而延误半月余方才服药，亦是各人因缘。因此病愈需要各种助缘，皆是各人福德所致，非仅关乎医者。

2021年9月4日二诊：面色浮赤。脉右缓，左劲弦，舌淡，苔厚腻、黑腐，目昏，神志清，不语。治疗拟方如下：红参30克，炒白术20克，半夏30克，砂仁10克，茯苓30克，炙甘草20克，炮姜20克，生龙骨30克，生牡蛎30克，制附子15克，乌梅30克，山萸肉30克，枸杞子30克（图23）。加水1.5千克，煮沸1小时，日1剂，分3次服，14剂。

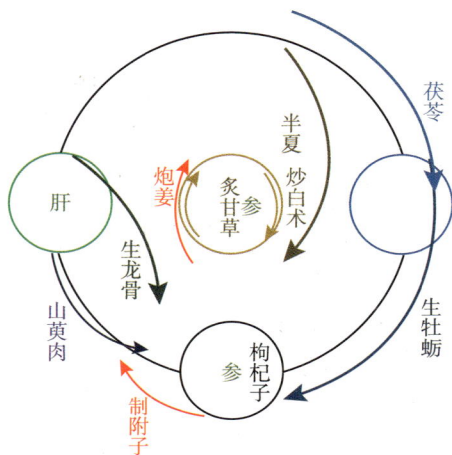

图23

按：高龄患者，虚人外感，治疗发热，临床当明辨病因病机。该患者发热以补元气为主，稍加调和荣卫解表，奈何其所在医院没有条件服用中药，故治疗20余日，表证仍在，仍有发热，依法治疗获愈。

艾灸治疗燥热伤肺致咯血

——真阴易损难复

患者姚某，女，47岁，湖北襄阳人。

2017年9月24日初诊：患者2015年出现背部发冷，艾灸督脉后，丑时（凌晨2：00）醒，并咯吐血痰2~3口、色紫。每日丑时咯血痰至今，面色苍暗，羸瘦，舌暗、尖暗红有瘀。查肝功能提示偏高。刻下症见恶热，左胁下痛，胸背热灼，食入则胀，胃炎，肠上皮化生，尺肤如冰。脉沉弱，右寸沉涩，关沉弱，左关沉弦，寸弱。患者已绝经2年。治疗拟方如下：金石20克，阳起石20克，花蕊石20克，壳白果20克，辽五味子20克，半夏30克，南沙参30克，茯苓30克，代赭石10克，制附子15克，龟甲粉20克，红参30克，三七15克（冲服），炙紫菀15克，炙款冬花15克，补骨脂30克，砂仁20克，女贞子30克，熟地黄30克（图24）。加水2千克，煮沸90分钟，日1剂，分3次服，21剂。

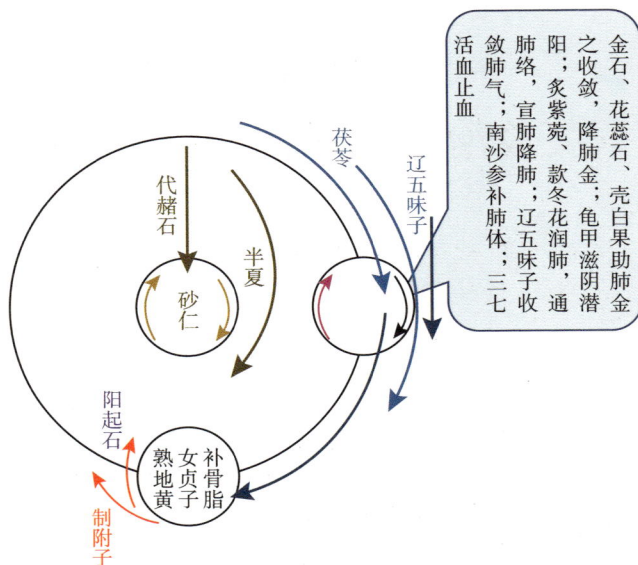

图24

2017年10月22日二诊：服前方第1周胃胀除，背部不热，无咯血。后10日诸症又作。脉沉细枯，左寸细斜上，面黄，舌淡红偏暗。刻下症见脘胀、反流、身燥热。治疗拟方如下：金石20克，花蕊石30克，炙紫菀30克，壳白果20克；玄参20克，辽五味子20克，半夏30克，南沙参30克，生地黄20克，牡蛎30克，瓦楞子20克，砂仁20克，代赭石20克，龟甲粉20克，三七粉15克（冲服），红参20克，巴戟肉30克，补骨脂30克，姜炭15克。煮沸1小时，日1剂，分3次服，21剂。

2017年11月14日三诊：服10月22日方，半个月无咯血，近几日诸症又发。脉弦细沉、寸上减，舌暗红、尖赤中腻。治疗拟方如下：代赭石30克，半夏30克，砂仁10克，茯苓30克，制附子10克，炒白术30克，怀山药30克，槐米10克，蒲黄炭10克（包煎），三七粉10克（冲服），龟甲粉20克，天冬10克，党参30克，巴戟肉30克，山萸肉30克。加水1.5千克，煮沸1小时，日1剂，分3次服，10剂。前方仍有余药，与前方余药交替轮服。

2017年12月3日四诊：服11月12日方，7日未咯血，面色转润，舌淡红，纳佳。昨日来濮阳，夜间有咯血。脉右浮弱，左寸细斜上，左关弱甚。治疗拟方如下：南沙参30克，生晒参30克，辽五味子10克，炙甘草15克，制附子6克，生龙骨30克，磁石30克，半夏30克，山萸肉45克，姜炭10克，槐花炭10克，生地黄20克，蒲黄炭10克，乌梅30克，龟甲粉20克（图25）。加水1.5千克，煮沸1小时，日1剂，分3次服，14剂。

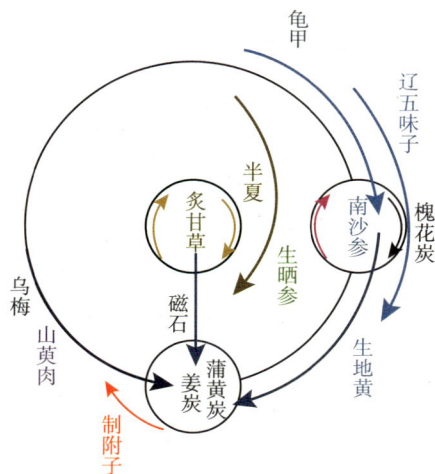

图25

2017年12月24日五诊：背痛、跳动，发热，每夜2时咯血，脘胀恶心、嗳气，口干不欲饮，脉枯细、右寸浮涩，舌淡红。治疗拟方如下：南沙参30克，茯苓30克，百合30克，白石英45克，紫石英45克，白及粉10克，儿茶粉10克，制乳香、没药各10克，代赭石30克，怀牛膝30克，炒白术30克，砂仁10克，炙甘草15克，姜炭20克，红参30克，五灵脂15克。加水1.5千克，煮沸1小时，日1剂，分3次服，21剂。

2018年3月17日六诊：服前方半个月，开始几日有咯血，后至今几乎无咯血，中下庭气色明润，左脘胁痛，脉枯、寸上。治疗拟方如下：守2017年12月24方，改制乳香、没药各3克，冲服，30剂。

2018年4月14日七诊：未再咯血，近两日早醒，吐痰涎，背部畏热，口干不欲饮，面中下庭转明，舌淡，脉已无枯涩、仍细弱。治疗拟方如下：半夏20克，党参30克，白术20克，砂仁10克，熟地黄30克，怀山药30克，红参30克，五灵脂10克，茯苓30克，炙甘草15克，辽五味子10克，南沙参20克。加水2千克，煮沸90分钟，日1剂，分3次服，30剂。

2018年5月5日八诊：昨日、今日又咯血，背热（脉象、面色未记录）。治疗拟方如下：代赭石20克，旋覆花10克，炒白术30克，炙甘草30克，花蕊石20克，仙鹤草20克，蒲黄炭10克，壳白果20克，紫石英30克，寒水石30克，赤石脂30克，红参30克，五灵脂10克。加水1.5千克，煮沸1小时，日1剂，分3次服，21剂。

患者治疗半年余，判若两人，初诊时面容仿若70岁，后面色渐转明润，回到40余岁应有的样子。

按： 艾灸是中医五种治法"导引按跷、砭石、微针、灸焫、毒药（指中药）"之一，这五种治法都需要建立在辨证论治的前提下应用，不可滥用。

灸焫适用于寒证，为"寒者热之"之正治法，临床需要辨证使用，阴虚证慎用。

　　该患者2015年出现背部发冷，艾灸督脉后，丑时（凌晨2：00）醒并咯吐血痰2~3口、色紫。每日丑时咯血痰至今。督脉为阳脉之海，统一身之阳。艾灸督脉能加强人之阳气，但过用则害，壮火食气，致血热沸溢，如煮粥，火大则沸溢。火热烁炼耗损真阴，故阴虚者慎用温阳辛热药，就如锅中水少，火大则很快干涸，其他大热之药如生姜、肉桂、附子，剂量小大均仿此理。并且，一年之大气，秋冬金水敛降，亦不适宜艾灸，冬季大气封藏，反用艾灸之火热宣通疏泄，是逆四时也。秋季金气用事，艾灸之火热刑克肺金，造成肺金之病，甚者伤及肺脏。

　　虚寒证首先是"虚"，表现为"寒"，治之当用温补，不可以"寒"为治疗之主证，而用大量艾灸或热药。就如冬天着衣较少觉寒冷，此时若生一盆火，近火则觉温暖，但远火则又复寒冷，不如实其腹、穿厚衣以御寒，此"实其腹""穿厚衣"即温补之也。该患者用潜镇滋阴之法数月才复常。真阴易损难复，慎乎明辨阴阳！

荨麻疹（一）

——卫气不敛

患者，女，81岁。

2021年1月3日初诊：去年元月出现荨麻疹（风团）遍及全身，中西医治疗半年痒止，现又发作20余日，逐渐加重，痒及唇周，皮肤色淡，服西药效果不佳。刻下症见面色黄白，唇色淡白，舌淡白，自汗，脉浮散。诊为卫气虚而不敛。治疗拟方如下：辽五味子10克，炙黄芪30克，茯苓30克，熟地黄30克，巴戟肉30克，苏叶10克，浮萍10克，炮姜20克，乌梅30克，红参30克（另炖）（图26）。加水0.5千克，煮沸10分钟，三煎三服，7剂。

按：冬季脉当沉，现反浮散，表明卫气失于收敛，缘于下元肾气虚，予黄芪以补荣卫之气，蜜炙去其升发之性；辽五味子收敛肺卫气；稍加浮萍、紫苏调和荣卫。

2021年1月10日二诊：服药纳佳，仍有痒疹，舌转红。服药5剂时有上火症状，凌晨3点醒，脉浮已无散象，较前有力，尺弱。治疗如下。

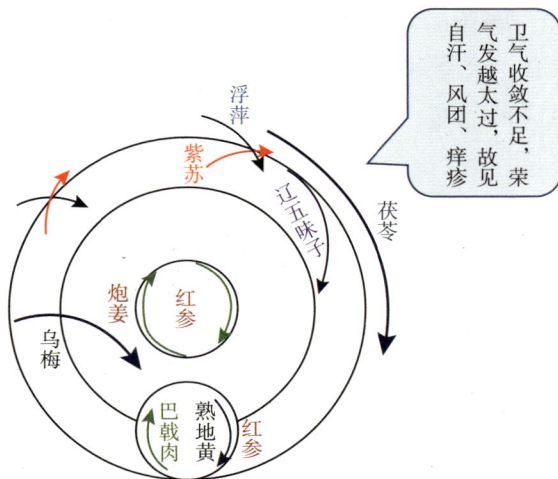

图26

处方1：熟地黄30克，辽五味子10克，山萸肉30克，炙甘草15克，生龙骨15克，生牡蛎30克，白芍15克，党参30克，乌梅30克（图27）。加水1.5千克，煮沸1小时，日1剂，分3次服，7剂。

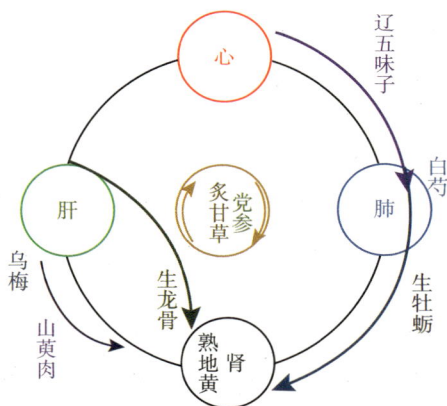

图27

处方2：麻黄6克，杏仁10克，浮萍10克，百合15克，辽五味子10克，茯苓20克（图28）。加水0.5千克，煮沸5分钟，三煎三服，3剂。

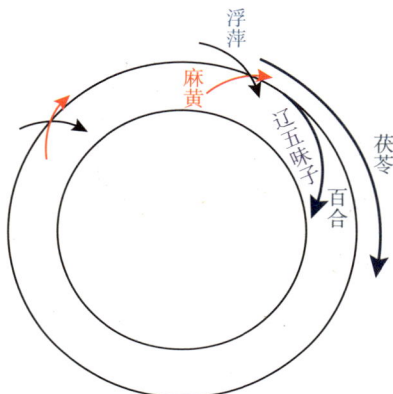

图28

按： 患者年事已高，脉浮，下元虚，当温补兼收敛之。用来复汤收敛其元气，加熟地黄滋补肾水、辽五味子收敛、乌梅平木气之疏泄；仍有痒疹，予师《伤寒论》麻黄桂枝各半汤，意调和荣卫。

荨麻疹的病因较多，有表虚荣卫不足；有风寒伤于表，"风气相搏，即成瘾疹"；有风邪在表伤卫气，荣气不约而外泄；亦有寒伤于表，荣气郁阻。

15年前有1例老年妇女患者，风团痒疹8年，久治不愈，考虑为表虚，以大剂十全大补汤剂而愈。此属于表虚气不足，荣卫失运。

另有1例小儿患者，痒疹、色水红，考虑为肝木虚，疏泄失常，以黄豆0.5千克煮浓汁，服后痊愈。

总之，当整体辨证，不可一味清热。

荨麻疹（二）

——元气虚生内风

患者刘某，男，54岁，河南濮阳人。

2018年4月14日初诊：20余日前出现荨麻疹，皮肤瘙痒，或连及成片。刻下症见面暗唇紫，舌紫、有瘀斑，脉浮弦大，两寸弦斜上结。治疗拟方如下：山萸肉45克，党参30克，炙甘草20克，生龙骨、牡蛎各30克，白芍10克，乌梅30克，钩藤20克，天麻20克，石决明30克，巴戟肉30克，茯苓30克，赤芍20克（图29）。加水1.5千克，煮沸1小时，日1剂，分3次服，7剂。

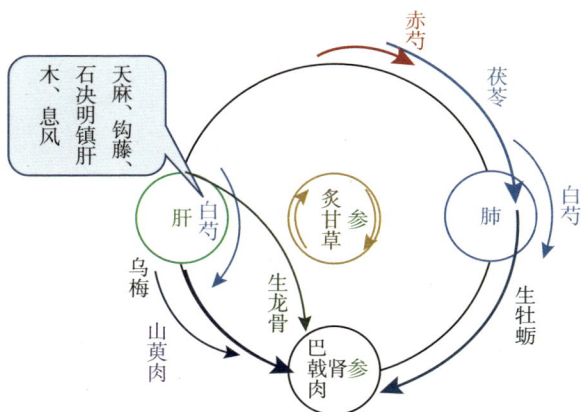

图29

2018年4月21日二诊：已3日不发荨麻疹。嘱守方加熟地黄30克、生地黄10克、附子10克，7剂。

按：本例荨麻疹，属于木气化风。封藏不足，肾水虚，不能涵木，木气不能化火，而化风，故脉弦。两寸脉弦上行，不安其位，敛降不足，荣气外泄，而发荨麻疹。治以收敛元气，滋水涵木，敛降息风。

荨麻疹后遗皮肤划痕症

——六度古中医学塾一期张芳珍经治

患者高某某，女，27岁。

2019年12月18日初诊：1个月前出现荨麻疹，服西药治疗好转。半个月前复发，发热，全身泛发荨麻疹，色红、夹有风团，至医院治疗，后遗皮肤划痕症，瘙痒，手抓则出划痕，高出皮肤，无汗，舌淡，脉浮弦数，左关浮弦数，右寸浮弦而上。诊为风在荣卫。治疗拟方如下：云母20克，浮萍10克，紫苏10克，壳白果20克，巴戟肉30克，乌梅30克，钩藤20克，炙甘草20克，石决明20克，天麻20克，制首乌30克，黑豆30克，黄豆30克。加水1.5千克，煮沸1小时，日1剂，分3次服，3剂。

2019年12月21日二诊：服前方2剂余，症状未见明显好转，仍痒，夜晚痒甚，脉左关浮弦数稍敛，右脉仍浮弦数。诊为表之荣卫不和，风邪侵袭。治疗拟方如下：麻黄15克，桂枝10克，赤芍15克，白芍15克，炙甘草20克，乌梅30克，巴戟肉30克，辽五味子20克，熟地黄30克，生姜30克，大枣12枚，霜桑叶15克。加水煮沸10分钟，三煎三服，3剂。

2019年12月23日三诊：白天皮肤划痕大减，夜晚右侧痒。脉右寸同前，左关仍浮弦数，寸浮弦。治疗拟方如下：桂枝10克，赤芍20克，白芍20克，乌梅45克，巴戟肉30克，炙甘草15克，辽五味子20克，天麻20克，钩藤20克，霜桑叶20克，壳白果20克，九制熟地黄30克，制首乌30克。加水1.5千克，煮沸1小时，3剂。

2019年12月26日四诊：脉数减，右寸仍浮弦，左关浮弦数已敛、偏弦，舌尖偏赤，皮肤已无划痕、瘙痒，夜晚已不痒。嘱守方7剂。

按：《伤寒论》中有"寸口脉浮而大，浮为风虚，大为气强，风气相搏，必成瘾疹，身体为痒。痒者名曰泄风，久久为痂癞"的论述。

此例荨麻疹，第一病因未明，根据脉证，考虑表之荣卫不和，起初以收敛肺金卫气，兼平内风，2剂未效；而后以麻黄桂枝各半汤调和荣卫，兼滋阴息风，得效。

头晕

——风邪上扰

患者于某，女，49岁。

2020年10月24日初诊：头痛恶风，头晕，腰痛，少腹坠胀，目痒，左睑赤、有一水疱，咽痛，舌白胖淡紫、苔白腻齿痕，脉两寸弦斜上，左甚。检查提示有乳腺增生、重度宫颈糜烂。治疗如下。

处方1：辽五味子10克，半夏20克，砂仁10克，制附子15克，代赭石15克，炒白术30克，炮姜15克，赤石脂30克，红参30克，生龙骨15克，生牡蛎30克，炙甘草15克，肉苁蓉20克（图30）。加水2千克，煮沸90分钟，日1剂，分3次服，14剂。

处方2：追风散6克/日，包煎入前汤剂。

2020年11月14日二诊：头痛已消，几乎无头晕，目已不赤、偶有痒，水疱已消。刻下症见舌胖淡白，脉右寸已复常，左寸仍斜上，关滞。嘱守10月24日方，去追风散，加茯苓30克，改炮姜为20克，30剂。

2020年12月19日三诊：诸症已除，舌胖淡、有齿痕，右寸已复常，左寸弦斜上。治疗拟方如下：木瓜30克，木香10克，半夏20克，砂仁10克，代赭石15克，炒白术20克，炮姜20克，红参30克，制附子15克，炙甘草15克，山萸肉30克，茯苓30克（图31）。加水2千克，煮沸90分，日1剂，分3次服，2剂。

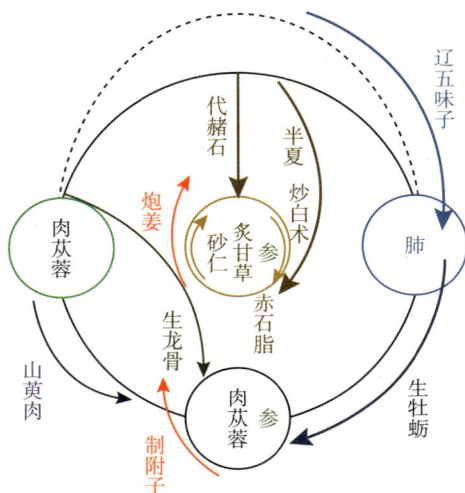

图30

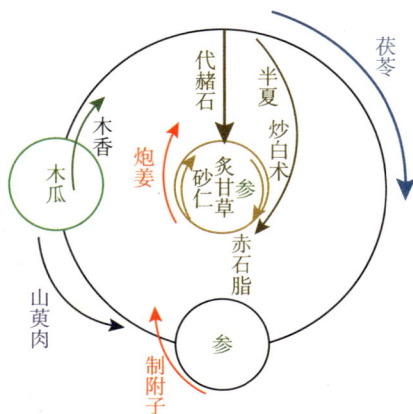

图31

按：导致头晕的原因有很多，如有气血上逆不降所致者，当使之逆气下降，该患者即是此因，两寸脉上逆不降，故治之以降敛肺金、降胃气、降胆经；也有气血不足于上所致者，当大补气血，升发阳气使之达于颠顶；亦有气血运行受阻所致。

治疗时要究其原因，去其阻碍，有血瘀者活血化瘀；有寒邪阻滞者，温通血脉去其寒邪；有风邪者祛风；有痰阻者豁痰。一定要明辨病因病机，则执万病之牛耳。

顽固性头痛

——太阳经伏寒

患者王某，女，44岁，河南濮阳人。

2016年7月3日初诊：头顶痛15年，甚则呕吐，考虑因产后受寒所致。近日眠差，脉濡滞，左尺紧。治疗拟方如下：麻黄10克，辽细辛20克，生黄芪120克，防风30克，制附子30克，赤芍20克，当归10克，吴茱萸30克，红参30克，生姜30克，大枣12枚，山萸肉30克，川芎30克，炙甘草30克，炮姜20克（图32）。加水2.5千克，煮沸2小时，日1剂，分3次服，7剂。2017年4月，患者又因崩漏来诊，得知头痛服前方痊愈。

按："太阳经循行于头部，厥阴肝经上出于前额，与督脉会合于颠顶""膀胱足太阳之脉，起于目内眦，上额，交颠""其直者：从颠入络脑"。寒邪侵袭则头痛，治以温阳驱寒、温通经络。辽细辛"味辛，温。主咳逆，头痛脑动，百节拘挛，风湿。痹痛、死肌"；大量黄芪补气，川芎能使气上达颠顶，共奏通经络之功。

《伤寒论》曰："干呕，吐涎沫，头痛者，吴茱萸汤主之。"吴茱萸辛温，肝经被寒邪阻滞出现颠顶痛者，吴茱萸汤可治。

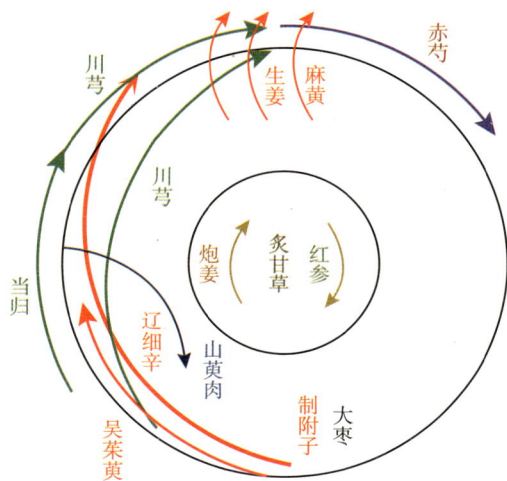

图32

产后腰痛

——太阳经伏寒

患者王某，女，28岁，河南开封人。

2017年12月3日初诊：产后腰痛10个月，颈背强急，脉右寸紧，舌淡。治疗拟方如下：桂枝20克，赤芍20克，葛根45克，炙甘草20克，杜仲30克，狗脊30克，羌活10克，独活15克，胡芦巴30克，生姜30克，大枣12枚，核桃6枚，制附子10克（图33）。加水1.5千克，煮沸1小时，日1剂，分3次服，14剂。

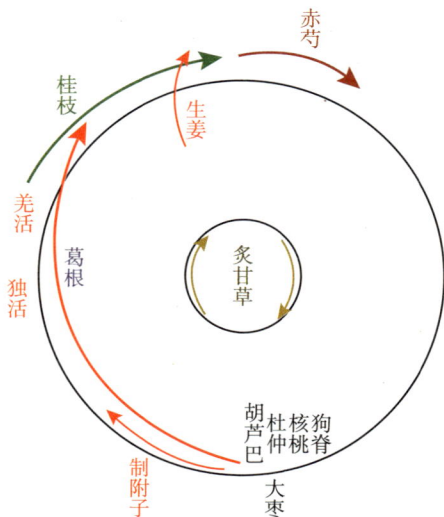

图33

按：腰痛发于产后，"腰者，肾之府也"，肾气虚可见腰痛。产后气血虚，当补益气血。再者，腰背为太阳经循行部位，脉紧有表寒，故以桂枝加葛根汤，加补肾的杜仲、胡芦巴、狗脊。狗脊能祛风湿、补腰脊。

另外，产后宜谨守密室静养，否则最易感受外邪，邪气易深入，伏于经络脏腑，形成痼疾。

2018年3月31日二诊：服前方腰痛好转，脉偏浮弱，舌淡，脉寸弦紧。治疗如下。

处方1：熟地黄30克，怀山药30克，山萸肉30克，茯苓30克，红参30克，杜仲30克，狗脊30克，胡芦巴30克，制附子15克，防风30克（图34）。加水2千克，煮沸90分钟，日1剂，分3次服，14剂。

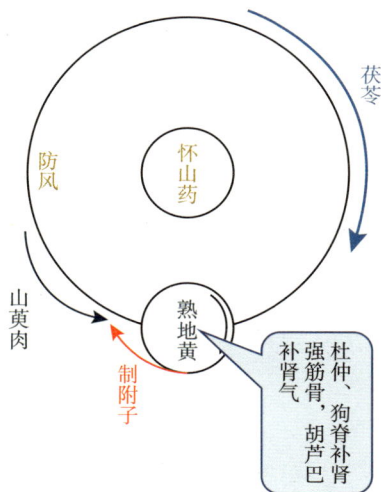

图34

处方2：葛根45克，麻黄15克，辽细辛10克，制附子15克，防风30克，红参30克，山萸肉30克。加水2千克，煮沸90分钟，日1剂，分3次服，2剂。

头痛、背痛

——太阳病

患者赵某，女，42岁，河南濮阳人。

2014年3月13日初诊：易疲劳，偶有晕厥，头痛时作，背痛，脉两寸紧、尺弱。治疗拟方如下：生黄芪120克，生麻黄10克（后10分钟下），制附子30克，川芎30克，葛根90克，炙甘草45克，红参30克，枸杞子30克，乌梅45克，生姜30克，桂枝30克，辽细辛30克（后10分钟下）（图35）。加水3千克，煮沸2小时，日1剂，分3次服，3剂。

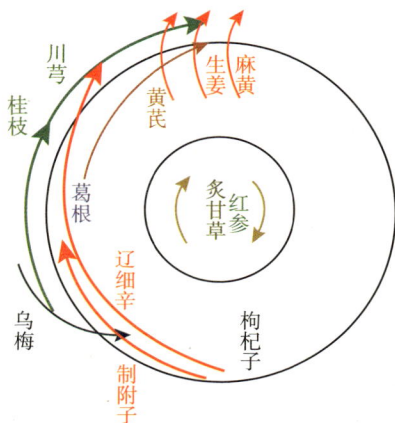

图35

2014年3月28日二诊：服前方3剂后，月经第一天出现头痛，面色偏暗，舌淡，脉右寸已缓、关细弱。治疗拟方如下：制附子15克，炮姜30克，炙甘草30克，红参30克，川芎30克，枸杞子30克，菟丝子30克，山萸肉30克。加水2千克，煮沸90分钟，日1剂，分3次服，14剂。

2014年4月12日三诊：间断服用3月13日方2剂，头痛，关节肩颈痛，脉右关浮之结、寸斜上，太阳经脉及督脉不畅。嘱守3月28日方，服完余7剂。

2014年4月21日四诊：精神体力好转，目眶仍暗，舌淡，脉两寸紧，大便每日2次。嘱守方，附子加至30克。

2014年4月22日五诊：经前头痛，治疗予吴茱萸汤，拟方如下：吴茱萸30克，红参30克，生姜30克，大枣12枚，煮沸30分，日1剂，分3次服，3剂。此次行经未头痛，易疲累，面色好转，脉两寸浮，治疗予生脉饮、十全大补丸。2017年又见到患者，知其头痛未再发作。

按： 足太阳膀胱经循行于头部、后颈项、后背。寒邪闭阻太阳经可出现头痛、项背强紧、背痛等症状。该患者经前头痛，寒邪或深伏厥阴，厥阴经上达颠顶，厥阴寒亦会出现头痛。治以葛根汤，兼以大剂温升药补足太阳经气，驱邪外出。

头痛

——清阳不升

患者崔某，男，56岁，山西长治人。

2013年10月23日初诊：头痛、背困，自春始逐渐加重，曾进行埋线治疗，效果不佳。刻下症见面色浮赤，腿痛，行走不超过10米。检查提示颈椎C_4~C_6膨出，颈椎增生变直。脉迟沉紧，两寸弱。治疗拟方如下：红参30克，制附子30克，干姜30克，炙甘草30克，葛根60克，川芎30克，枸杞子30克，菟丝子30克，山萸肉60克，生黄芪120克（图36）。加水2.5千克，煮沸2小时，日1剂，分3次服，30剂。

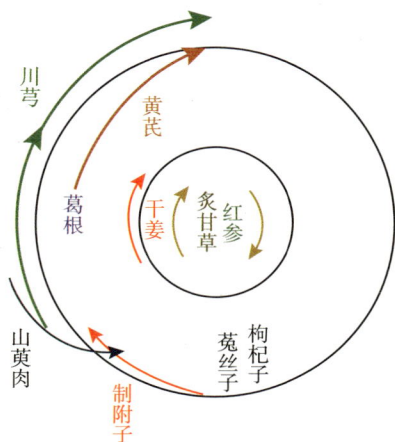

川芎
黄芪
葛根
干姜
炙甘草
红参
山萸肉
枸杞子
菟丝子
制附子

图36

2013年11月24日二诊：服前方1剂后，已无头痛，背困明显好转，遇劳尚有困，已能行动，脉浮紧。治疗如下。

处方1：生麻黄10克（后10分钟下），制附子30克，辽细辛30克（后10分钟下），葛根90克，桂枝30克，炙甘草30克，红参30克，山萸肉45克（图37）。加水文火煮沸90分钟，日1剂，分3次服，3剂。

处方2：固本散10克/日，分3次温水冲服。

处方3：守前10月23日方，服半个月。

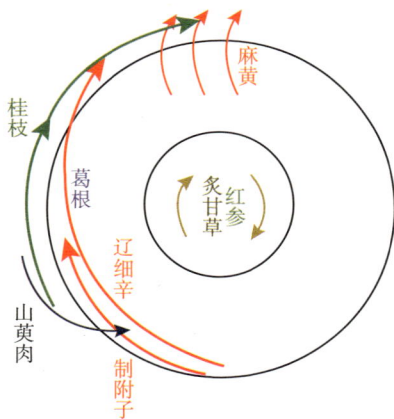

图37

按：头痛、背困、面色浮赤为太阳经症状，缘于太阳经经气不足，足太阳膀胱经与足少阴肾经互为表里，故初诊方温补少阴，以葛根引达太阳经，使其经气充，头痛、背困好转。二诊见其脉紧，以葛根汤发散太阳伏寒，病愈。

2014年3月22日三诊：自从服第1剂药头痛愈后，未再发作，春节后已无腿膝痛，停药后背困遇劳即发，步行2小时不累，唯有背困。刻下症见舌胖，面赤褪，唇转红，脉缓和、左寸弱，大椎上下困。治疗如下。

处方1：桂枝30克，赤芍15克，葛根60克，羌活10克，炙甘草30克，茯苓30克，炒白术30克，生黄芪120克，生姜30克，大枣12枚，7剂。

处方2：固本散。

2014年9月6日四诊：6年的下肢痛已痊愈。刻下症见背部遇劳即困，肩背无拘急感，脉寸关缓偏大、尺浮之紧，舌淡红。治疗如下。

处方1：桂枝20克，赤芍30克，炙甘草30克，红参20克，生姜30克，葛根90克，枸杞子30克，胡芦巴30克，补骨脂30克，辽五味子15克，大枣12枚。加水煮沸30分钟，日分3次服。7剂。

处方2：右归丸。

2015年4月26日五诊：身体强于往年，腿已不痛，晨起背困，早醒，舌淡红，脉浮迟。治疗拟方如下：红参20克，九制熟地黄45克，制附子10克，川牛膝20克，胡芦巴30克，茯苓30克，葛根30克，山萸肉30克，赤芍20克，牡丹皮10克。加水2千克，煮沸1小时，日1剂，分3次服，30剂。

2016年4月10日六诊：颈项不适，脉浮弦，尺弱。治疗拟方如下：九制熟地黄30克，砂仁10克，枸杞子30克，菟丝子30克，胡芦巴30克，狗脊30克，葛根60克，山萸肉30克。加水2千克，煮沸90分，日1剂，分3次服，21剂。

2017年6月18日七诊：诸症明显好转，唯偶有颈项强痛。治疗拟方如下：桂枝30克，赤芍30克，葛根60克，炙甘草30克，生黄芪90克，羌活10克，生姜30克，枸杞子30克。加水1.5千克煮沸1小时，日1剂，分3次服，7剂。

急性阑尾炎

——邪气深入小肠

患者张某，女，57岁，山西大同人。

2020年8月19日初诊：食肉包后出现右下腹疼痛、拒按，有压痛、反跳痛，遂至医院就诊（检查结果见图38），建议手术治疗。由于患者受益于中医多年，深信中医，故不愿手术治疗，想求治于中医，遂电话来诊。舌红、苔黄腻（未面诊）。治疗拟方如下：吴茱萸30克，大黄30克，牡丹皮30克，蒲公英30克，

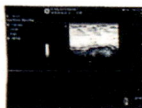

图38

薏苡仁45克，金银花30克，玄明粉10克（冲服）（图39）。加水1.5千克，煮沸1小时，日1剂，分3次服，2剂。后患者告知买不到玄明粉，服前方后仍有腹泻，疼痛骤解，3剂后痊愈。

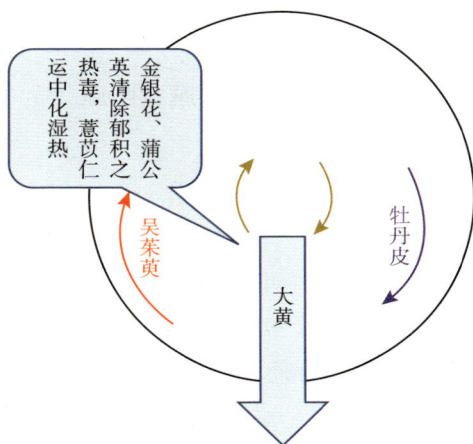

图39

按：该阑尾炎患者，为有邪气深入小肠腑，六腑传化物而不藏，不通则病。小肠丙火被郁，会很快化热，当务之急，迅速通下，故以大黄、玄明粉洁净府，荡涤邪气；以金银花、蒲公英清其郁热；吴茱萸能够从阴出阳，温升肝木，以助疏泄。腹泻后，邪气得出，腑气得通，痛止；腑气运行复常，病愈。

肠易激综合征

——寒湿困脾，脾肾阳虚

患者梁某，男，66岁，河南濮阳人。

2017年6月26日初诊：腹泻近3个月，大便每日3~4次，有肠鸣。西医诊为肠易激综合征，治疗效果不佳。现住院1周，症见下利清谷，唇紫，舌白、水滑，脉沉紧迟。治疗拟方如下：制附子30克，干姜30克，炙甘草30克，党参30克，炒白术30克，茯苓30克，赤石脂30克（图40）。加水2.5千克，煮沸2小时，日1剂，分3次服，7剂。服前方后每日泄泻数次，又连服7剂，仍每日泄泻。嘱患者守方续服，服至不再腹泻即愈，然后停药则泄止。但由于患者不改变生活习惯，贪凉、喜食冰镇西瓜，亦不能断肉食，故又复发泄泻，仍服前方，泄止。后患者又患五更泄，嘱服四神丸、肾气丸，病愈。

按：对于肠易激综合征患者，稍有饮食不慎，即腹泻不止。笔者曾治疗过1例，多次入住北京某医院直至病危，服大剂量理中汤、四逆汤加收敛元气后大泄不止，一夜腹泻20余次，次日泻减，直至服药不腹泻，病乃愈。其三阴寒湿可知。

　　该患者平素贪凉，致寒湿困脾，附子理中汤可温阳化寒湿，寒湿之邪当有去路，从大便而出，此为患者服药泄泻反而未止之原因。若服药至泄止，则寒湿之气尽数排出体外，方能谓之痊愈。

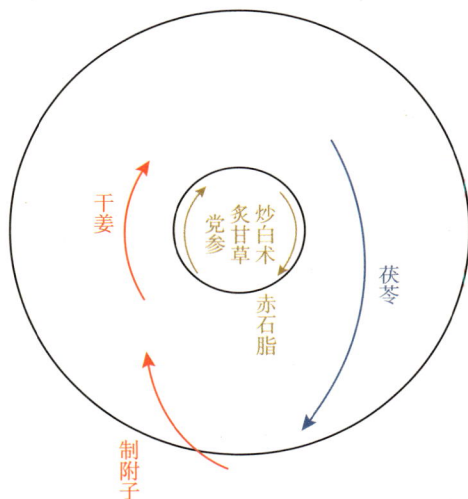

干姜

茯苓

炒白术
炙甘草
党参
赤石脂

制附子

图40

突发癃闭

——外感表闭，太阳膀胱气化失常

患者黄某，男，73岁，河南濮阳人。

2020年9月19日初诊：患者既往有高血压、冠状动脉粥样硬化性心脏病（简称冠心病），服西药至今。9月17日下午憋尿1小时后出现小便不畅、少腹坠胀。19时突发尿闭，遂至医院行导尿术，嘱每隔半小时排尿1次，3次后发现小便带血，考虑可能与饮水量少或口服阿司匹林药物有关。随后小便带凝血状物，检查提示膀胱内有血块形成。目前已导尿3日。刻下症见小便带血，面暗黄，唇淡白紫，舌淡，脉沉紧。初服小青龙颗粒、桂附地黄丸，得汗，有小便滴沥。治疗拟方如下：制附子15克，熟地黄30克，茯苓45克，泽泻45克，车前子30克，巴戟肉30克，枸杞子30克，菟丝子30克，人参30克，砂仁10克，辽细辛6克，桃仁30克，土鳖虫10克，水蛭10克，赤芍20克，黄芪30克（图41）。加水2千克，煮沸90分钟，日1剂，分3次服，7剂。

2020年9月26日二诊：服前方4剂，拔除导尿管后有3次自主小便，又插尿管，已无坠痛感，无血尿。刻下症见无汗，脉弦硬劲大，舌胖淡。治疗如下。

处方1：红参30克，生龙骨15克，生牡蛎30克，磁石30克，制附子10克，山萸肉30克，赤芍20克，茯苓60克，泽泻45克，麻黄10克（后10分钟下），辽细辛6克，炙黄芪60克，车前子30克（图42）。加水1.5千克，煮沸1小时，日1剂，分3次服，7剂。

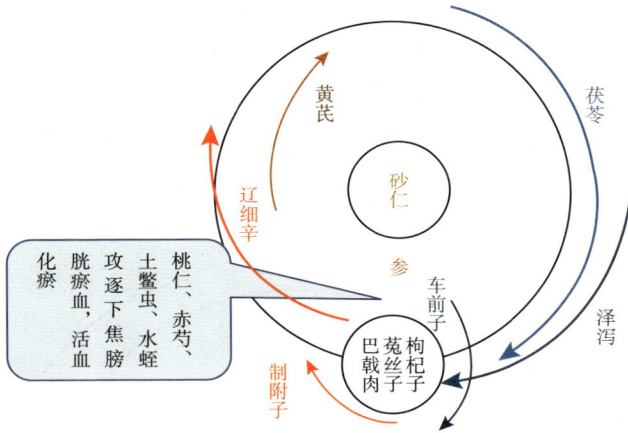

图41

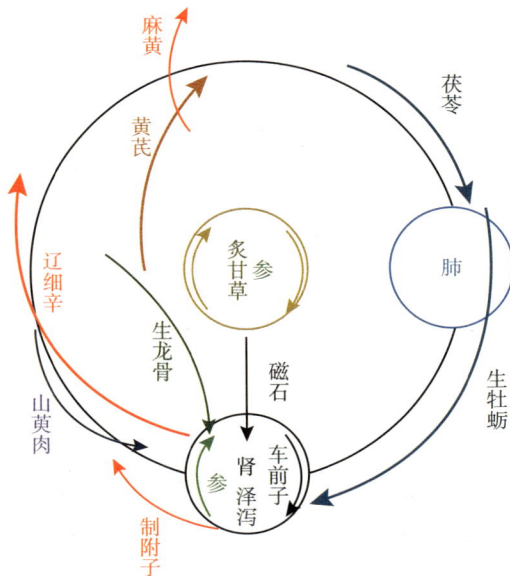

图42

方2：固本散10克/日，分3次，温水冲服。

2020年10月3日三诊：服前方3剂后出汗，服至7剂，去导尿管，小便通畅，大便溏黑渐至正常，力增。脉迟偏大而濡，面色转明，舌淡胖、中后腻，唇紫。治疗如下。

处方1：九制熟地黄30克，怀山药30克，茯苓30克，泽泻30克，山萸肉30克，红参30克，制附子10克，砂仁10克，车前子30克，赤芍10克，巴戟肉30克（图43）。加水2千克，煮沸90分钟，日1剂，分3次服，30剂。

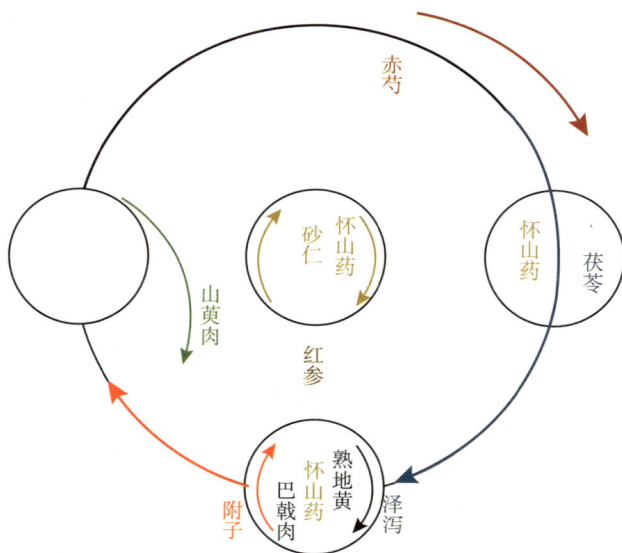

图43

方2：固本散10克/日，分3次，温水冲服。

按： 癃闭属于危急重症。患者高龄，肾气不足，肾司二便，故小便不通与肾有极大关系。并且，肾与膀胱相表里，"膀胱者，州都之官，津液藏焉，气化则能出矣"，憋尿后引起少腹下坠，尿不畅，至癃闭，与肾气不足、膀胱气化、三焦为决渎之官皆有关系。

起初认为该患者为太阳病膀胱腑证，服小青龙颗粒、桂附地黄丸得汗，有滴沥小便。然此为提壶揭盖之法，未能显效。究其原因，不属于太阳表证内陷的膀胱蓄水蓄血证。随后辨证为肾气不足，无以使膀胱气化。治以温补肾气，助膀胱气化，化膀胱瘀血，服后得效。"拔除导尿管后，有3次自主小便。又插管，已无坠痛感，无血尿，刻无汗，脉弦硬劲大，舌胖淡"。肾气有恢复，但尚未复原，故3次自主小便后复癃闭，插导尿管。脉弦硬劲大，这种脉是极其危险的，无冲和之象，如果不能收敛，即是不治之症。故治以救心汤收敛元气，佐以茯苓、泽泻、车前子利水，以麻黄、辽细辛开通少阴、太阳之腠里及三焦。"服3剂出汗，服至7剂，去导尿管，小便通畅，大便溏黑渐至正常，力增，脉迟偏大而濡，面色转明，舌淡胖中后腻，唇紫"，表明癃闭急证已愈。膀胱瘀血化尽，气化之神奇，不可思议。"气聚则成形，散则为气"，"色不异空，空不异色，色即是空，空即是色"。但脉大，必须跟进，大补元气，故治以培元固本散、肾气丸改汤剂。

2020年10月31日四诊：服前方1个月后，脉象收敛，转沉缓，险证解除。刻下症见小便正常，脉左沉缓、右关尺大，舌淡红。治疗予固本散、济阴丸、肾气丸、活血化瘀丸，服半个月。

2020年11月14日五诊：脉缓大，舌淡红。嘱守10月31日方，30剂。

2020年12月19日六诊：12月7日下午测血压188/83mmHg，头晕，现无不适，舌淡红，脉硬大迟，尺沉紧。治疗如下。

处方1：山萸肉30克，红参30克，炙甘草15克，三石（滑石、石膏、寒水石）各30克，九制熟地黄30克，赤芍6克，制附子6克。加水1.5千克，煮沸1小时，日1剂，分3次服，14剂。

处方2：固本散。

处方3：济阴丸、活血化瘀丸。

2021年3月6日七诊：已无不适，面色转润，舌淡红，脉已缓弦，左沉止搏，右偏大。嘱守方1个月。

2021年4月24日八诊：健康状态更胜以往，无不适，脉缓和。嘱服固本散3克/日，常服。

手掌汗出如洗

——太阴寒湿

患者闫某，男，47岁，河南濮阳人。

2019年6月30日初诊：手出汗多年，汗出如洗，甚至流淌，舌淡白，寸脉偏浮、沉取紧。患者经常应酬不断，平素多饮酒。治以运中，交济水火，拟方如下：辽五味子20克，茯苓45克，泽泻45克，车前子30克，炒白术30克，炙甘草30克，生龙骨30克，生牡蛎30克，制附子30克，山萸肉60克，磁石30克，生晒参30克（图44）。加水2.5千克，煮沸2小时，日1剂，分3次服，7剂。患者服5剂后水泄不止，第6剂泄止。

2019年7月13日二诊：手汗已无，双掌干爽。原小便每日一行，自服药后小便20分钟一次。嘱改前方为颗粒剂，7剂。

按：该患者手掌汗出如洗，可知手三阴经有寒湿。寒湿来自何处？其平素多饮酒，酒标热本寒，寒留于肠胃；更兼酒标热发散阳气，故酒后发热，醒后返寒。脾为胃行其津液，手掌寒湿尚且如此，其他经络脏腑亦复如是。治本以温化太阴寒湿，兼利水道，使水湿有出处。服后水泄不止，寒湿得以排出，故6剂后痊愈。

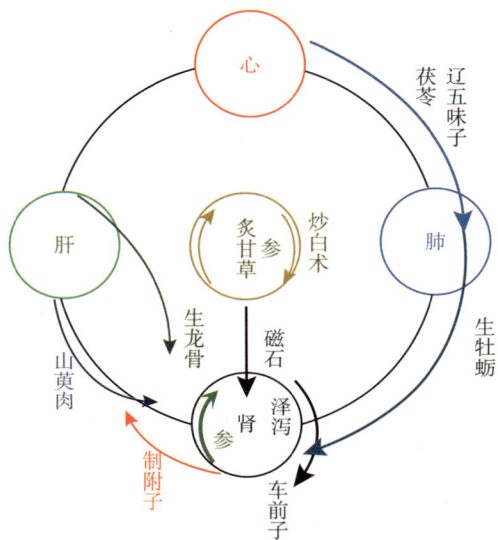

图 44

痛风、心力衰竭

——寒邪深伏三阴，经络瘀阻

患者马某，男，59岁，河南郑州人。

2017年5月28日初诊：痛风、心力衰竭（简称心衰）10余年。刻下症见面偏苍白，唇紫，舌胖、苔白厚腻，尺肤寒，脉沉紧不满部。指关节变形，切除痛风石2处。治疗拟方如下：制川乌30克，制附子30克，炙甘草30克，干姜30克，黄芪120克，通草15克，乌梅30克，茯苓45克，泽泻45克，当归20克，桂枝30克，山萸肉60克，赤芍30克，桃仁30克，红花15克（图45）。加水3千克，煮沸2小时，日1剂，分3次服，14剂。

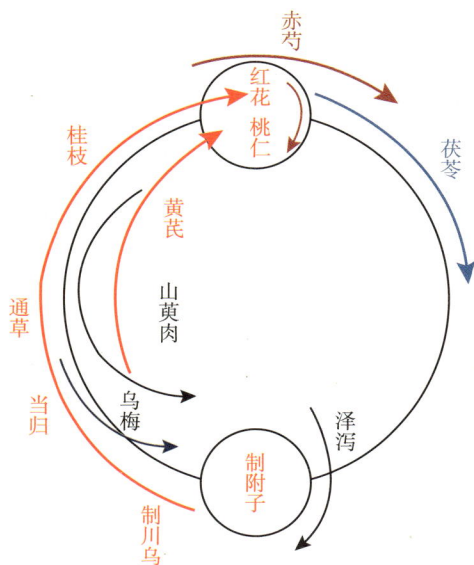

图45

2017年7月9日二诊：面色好转，服前方至今，大便每日3~4次。刻下症见尺肤寒，舌淡、苔腻减。嘱守5月28日方，加制附子至45克、红参30克，30剂。后得知痛风已痊愈。

按： 此痛风证，为三阴寒凝。服温化寒凝辛热之剂，每日腹泻2~4次，寒凝融化，排出体外；后服至无腹泻之时，当温补肾气，以助决渎。

痛风不仅三阴寒凝，与少阴肾精气虚亦有极大关系，其本由虚导致，使邪气停留于体内，发作时表现为邪盛，故本末关系一定要明了。另外，饮食不节，使寒湿浊邪入胃难消，故禁食荤腥肉食、海鲜等。

一氧化碳中毒昏迷

——通达阳气，醒神开窍

患者王某，男，65岁。

2021年3月6日初诊（亲戚代述）：2021年2月18日一氧化碳中毒后迟发性脑病，并发肺部感染，高血压病三级极高危，冠心病。煤气中毒近2个月，不省人事。嘱可以吃安宫牛黄丸试一试。

2021年3月19日二诊：与亲戚电话沟通记录如下。

问："服安宫牛黄丸后效果很好，现患者半清醒状态，不能站立、说话，已服用3丸，又买了3丸，还继续吃吗？"

回复："可以继续吃。"

问："还有其他方法可以帮他恢复吗？救了他等于救了一家子，他家情况特殊，很困难，全家就靠他一个人。"

回复："有个方子，他能吃吗？"

问："您说的是汤药吗？可以通过鼻饲。"

回复："首先，是责任的问题，吃了这个方子，不管好与不好，都不能寻找麻烦，这个要跟家属提前沟通好。"

问："这个您放心，我们只是想帮帮他，当然更不想给您找麻烦。"

回复："其次，如果治疗好了，要终生素食，终生不杀生，多放生，多行善事。"

问："好的，我现在就跟他家属沟通，做不到的话我也不推荐了。"

回复："关键是有时对方认知不到，反而心里生怨，一定要讲明白。"

问："好的，张老师，我会把您的原话转述，并且让他们知道我们只是出于善意，丝毫利益没有，所以也不担责任、不落埋怨，同时更不求回报。"

经过沟通后，治疗拟方如下：淡制附子30克，炮姜30克，炙甘草30克，生龙骨30克，生牡蛎30克，磁石30克，红参30克，川芎30克，九节菖蒲30克，生黄芪500克。加水3千克，煮150分钟，分3次服。建议尽量买质量好的药，先买3剂服用。

2021年4月1日三诊：与亲戚电话沟通记录如下。

问："张老师，患者吃了3剂药，效果非常好，真心地感谢您的帮助。"

回复："可以讲话了吗？"

刘某："现在神志比较清楚，可以讲话，还需要继续吃药吗？"

回复："可以再吃几剂。"

刘某："好的，需要做康复训练吗，患者肌肉紧张、手脚张不开。"

回复："能做康复训练最好，恢复肯定需要一段时间。"

问："太感谢您了。他的智商会慢慢恢复吗？将来可能自己走路吗？"

回复："有可能，但需要慢慢恢复训练。"

2021年9月得知，患者已能正常走路，能够说话，但说十数句后有点反应迟钝。始终未见到患者本人。

头摇、目睛、畏光

——肺金不降，风木上扰

患者任某，女，23岁。

2017年2月19日初诊：目不可睁，口干喜饮，溲多，头摇，目睛，舌红淡、有齿痕，唇干裂。服抗焦虑西药1年余。脉两寸弦数上、右甚，右关沉弦滞、左关濡弱，两尺沉濡。5年前患一型肺结核、肺不张，西药治疗后出现不良反应，导致闭经。治疗拟方如下：辽五味子30克，西洋参30克，阿胶10克，半夏30克，砂仁20克，生龙骨、牡蛎各30克，山萸肉45克，桂枝10克，巴戟肉30克，赤芍15克，郁金15克，制附子20克，炙甘草30克，乌梅30克，磁石30克（图46）。加水2.5千克，煮沸2小时，日1剂，分3次服，冷服，14剂。

按： 脉两寸弦数，风火上扰头目，则见头摇、目睛；心肺不降，胆经相火不降，致下焦阳虚，则见溲多。治以收敛宗气、温补下元，旨在使肺气下降，下元自然温煦，圆运动复常。

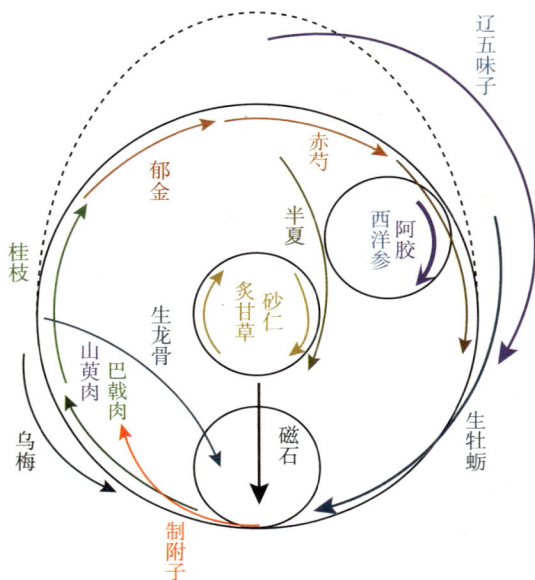

图46

2017年3月7日二诊：服前方已无头摇，口干、溲多已正常，看书时已能睁眼。嘱守2月19日方，改制附子为30克，30剂。2017年3月25日告知患者诸症痊愈。

气管炎闷喘

——寒邪伏于太阴肺，久病肾不纳气

患者鲁某，男，68岁。

2020年6月13日初诊：气管炎闷喘多年，每次发作必服西药缓解症状，经其亲戚介绍来诊。有多年高血压病史，服西药控制，胸闷气短，时有喘闷，舌淡紫、苔白腻，脉右寸滞滑，关紧结，尺弱甚。治疗拟方如下：半夏20克，辽五味子10克，壳白果20克，炙紫菀20克，炙款冬花20克，辽细辛3克，炮姜10克，炙甘草10克，枸杞子30克，菟丝子30克，补骨脂30克，黄芪90克，红参30克，制附子10克（图47）。加水2.5千克，煮沸2小时，日1剂，分3次服，14剂。

2020年7月4日二诊：服6月13日方14剂后，喘闷大减，已停服西药。刻下症见舌已不紫、苔白腻，脉右关紧弦、左关细，尺弱，寸缓。治疗予胃疡散10克/日，分3次，温水冲服；肾气丸，3丸/日。21剂。

2020年7月25日三诊：服6月13日方后，气管炎闷喘好转，改丸剂。入伏后患者每日艾灸，喘闷加重，必服西药控制，脉紧细，尺弱，左寸弦斜。嘱守6月13日方，加服培元固本散10克/日，分3次，空腹温水冲服，30剂。

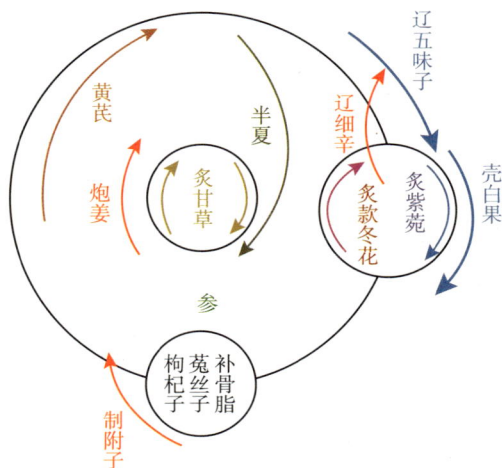

图47

按：气管炎闷喘是临床常见病和多发病，常因反复外感，治疗不当，表邪内陷太阴肺，寒邪深伏肺脏，肺气宣降失常，久而久之母病及子，致肾不纳气。发病喘闷，甚者呼吸困难，严重则引起脏器衰竭。此例气管炎治疗，寒邪伏于肺，兼肾虚不能纳气，治疗以宣降肺气，补固肺金，宣散肺寒，兼补肾气得效。后患者入伏以来每日艾灸，喘闷加重，多因肺金本虚，伏天相火降敛之际反用艾灸之火刑克肺金所致。临床上应注意艾灸必须建立在对疾病辨证论治的基础上使用。

支原体肺炎

——肺金不敛

患者祝某，女，49岁，河南濮阳人。

2020年4月25日初诊：2月3日出现发热、喘闷，住院治疗40余日，西医诊为肺炎、支原体阳性。刻下症见喘闷，少腹痛，夜晚背部燥热、盗汗，渴饮，面色黄白，舌淡、苔腻偏黄（曾服柴胡剂半个月、滋阴剂2个月），脉右寸上细，右寸沉之紧，脉弱。诊为时行温病。治疗拟方如下：半夏20克，辽五味子10克，炙紫菀、款冬花各20克，壳白果20克，乌梅30克，贯众15克，红参30克，砂仁10克，茯苓30克，辽细辛6克，枸杞子30克，菟丝子30克，怀山药30克（图48）。加水2千克，煮沸90分钟，日1剂，分3次服，7剂。

按： 患者脉弱，属肺金不敛。肺金不敛，则上热，出现夜晚背部燥热、盗汗，渴饮，治以收降肺金。

2020年5月9日二诊：服前方7剂后，基本无燥热，喘闷诸症好转。刻下症见耳鸣，脘胁胀。检查提示甲状腺结节，内及周围可见血流信号。舌淡、尖赤、苔腻，脉浮之弱，沉之濡弱，右寸弦细斜上。2010年3月8日行乳腺手术。治疗拟方如下：半

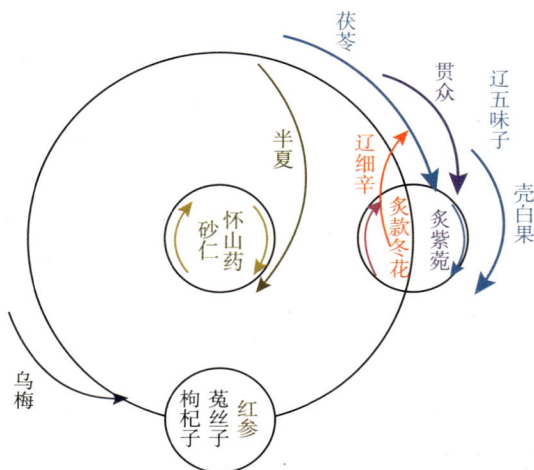

图48

夏30克，郁金20克，砂仁10克，炒白术30克，胆南星10克，辽五味子10克，壳白果20克，红参30克，木香10克，乌梅30克，巴戟肉30克，肉苁蓉30克，熟地黄30克（图49）。加水1.5千克，煮沸1小时，日1剂，分3次服，14剂。

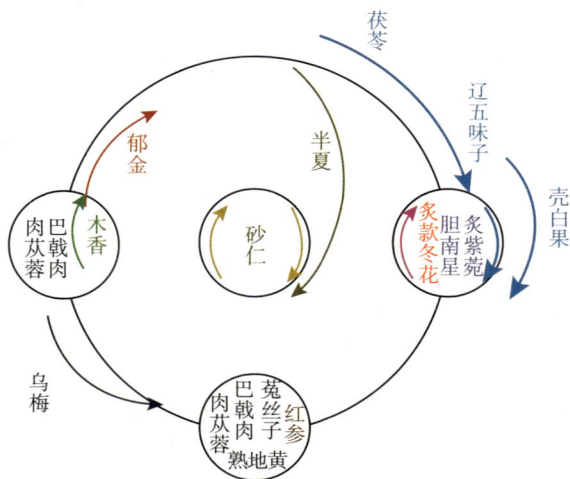

图49

　　2020年5月23日三诊：已无发热（体温36.8℃），服前方4剂后，无少腹胀痛，大便每日3次，无耳鸣，偶有燥热，脉右寸弦上数、两关弱，舌淡，纳佳，无胸闷。治疗拟方如下：半夏30克，郁金10克，砂仁10克，炒白术30克，肉苁蓉20克，胆南星10克，浙贝母30克，牡蛎30克，红参30克，乌梅30克，巴戟肉30克，熟地黄30克，炮姜10克。加水1.5千克，煮沸1小时，日1剂，分3次服，21剂。

胸闷

——胸阳不振

患者魏某，男，47岁，河南濮阳人。

2021年7月3日初诊：几日前生气后出现胸中憋闷。刻下症见舌白嫩，脉两寸无力少神，左尺弱甚。考虑为因生气而耗神。治疗拟方如下：制附子20克，干姜30克，炙甘草30克，红参30克，赤芍10克，山萸肉30克，野丹参30克，檀香、降香各10克，砂仁10克，乌药10克，枸杞子30克（图50）。加

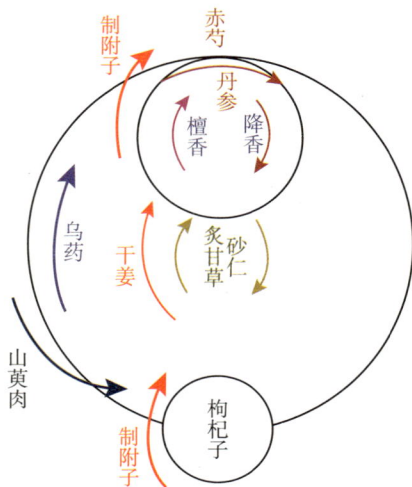

图50

水2.5千克，煮沸2小时，日1剂，分3次服，7剂。另服肾气丸7日。服完即愈。

　　按： 脉两寸无力，为胸阳不振，治以四逆汤振奋胸阳。又病因于生气，以丹参饮加乌药理胸中之气。

期前收缩、脉有止歇

——元气虚

患者兰某，女，58岁，湖北武汉人。

2018年4月23日初诊：心脏期前收缩（简称早搏），甲状腺炎多年，有脑梗死病史。刻下症见乏力，疲困，脉有止歇、左寸不满部，面色㿠白，舌淡白。诊为元气虚损。治疗如下。

处方1：培元固本散10克/日，分3次，温水冲服。

处方2：炙甘草30克，熟地黄90克，桂枝15克，炮姜20克，山萸肉60克，火麻仁30克，麦冬10克，红参30克，制附子15克，枸杞子30克，菟丝子30克，赤芍30克，生黄芪120克（图51）。加水2.5千克，煮沸2小时，日1剂，分3次服，30剂。

2018年5月24日二诊：面色转明润，疲乏感几无，脉较前有力、偶有止歇，舌淡已有红润。嘱守4月23日方，服1个月。后又见到患者，精神体力过于以往，面色明润，已无不适。

按：早搏、脉有止歇，乃胸中阳气不振，心阳不足，当振奋胸阳。考其不足之因，心阳属火，由木气化生，木气不足自然不能化生心火，而肝木不足之因是肾水不能涵木。并且，患者高龄，要考虑肾水不足。肾如同树木之根，肝木是本。根本不足，岂能开出绚丽的花朵？治病必求于本，故治以培元固本，以炙甘草汤治疗脉结。

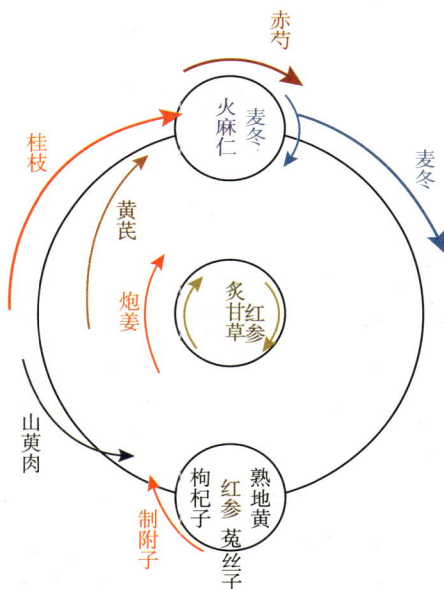

图51

心力衰竭危证

——少阴精气虚衰

患者王某，女，71岁。

2021年5月8日初诊：因心力衰竭住院治疗10余日，现出院2日。刻下症见面色苍白，唇淡紫，烧心，不欲食，心慌，身冷，肢厥，指白如纸，舌紫，脉弱，左寸大、关尺几无，右沉细弱。治疗如下。

处方1：红参30克，干姜30克，炙甘草30克，制附子20克，生龙骨30克，生牡蛎30克，磁石30克，山萸肉60克，茯苓45克（图52）。加水2.5千克，煮沸2小时，日1剂，分3次服，7剂。

处方2：固本散10克/日，空腹温水冲服。

2021年5月29日二诊：面色白，舌淡紫，脉弱，左寸弱，已无胸背彻痛。治疗如下。

处方1：红参30克，干姜30克，炙甘草30克，制附子20克，生龙骨、牡蛎各30克，磁石30克，赤芍10克，野丹参20克，檀香10克，砂仁10克，茯苓30克，山萸肉30克（图53）。加水2.5千克，煮沸2小时，日1剂，分3次服，21剂。

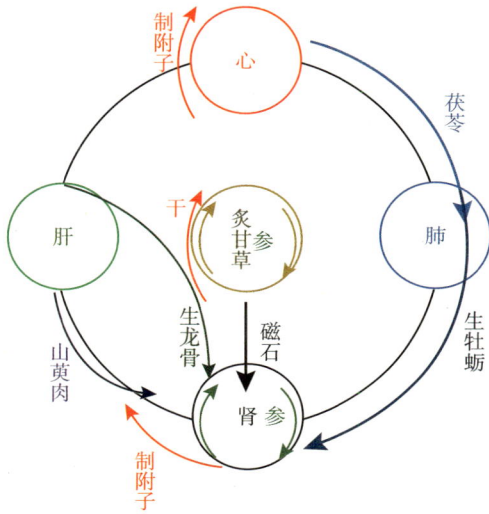

图52

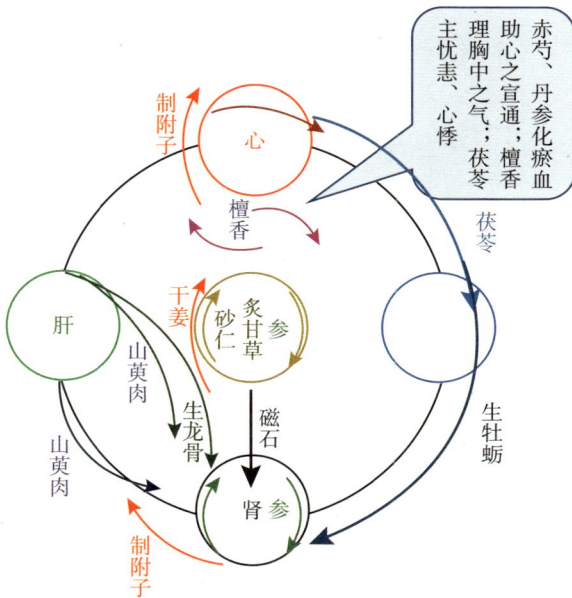

图53

处方2：固本散10克/日。

2021年6月19日三诊：胸闷好转，面色仍萎黄，舌淡紫，纳眠好转，脉缓弱。嘱守5月19日方，服半个月。

2021年7月3日四诊：面色转明，舌转淡红，已无胸闷痛，脉缓和。治疗如下。

处方1：固本散10克/日，分3次，温水冲服。

处方2：胃疡散10克/日，分3次，温水冲服。

处方3：活血化瘀丸1丸/日。30剂。

处方4：5月29日汤剂隔日1剂，15剂。

按：该老年患者，心衰、胸痛彻背，属于少阴精气虚衰，故以救心汤振奋，同时不忘固其根，培其本，为资寿延年之根本。

心脏病

——心脉瘀阻

患者郝某，男，45岁，山东济南人。

2013年12月29日初诊：行冠状动脉支架植入术半年。5年前酗酒，4年前两度出现脑梗死。刻下症见血脂、血压升高，劳则胸闷，脉沉细无力，舌淡白，面赤。治疗如下。

处方1：血府逐瘀胶囊、苏合香丸。

处方2：野丹参30克，桃仁30克，红花15克，檀香10克，降香10克，制附子10克，干姜30克，炙甘草30克，红参30克，黄芪120克，山萸肉30克（图54）。加水2千克，煮沸1小时，日1剂，分3次服，14剂。

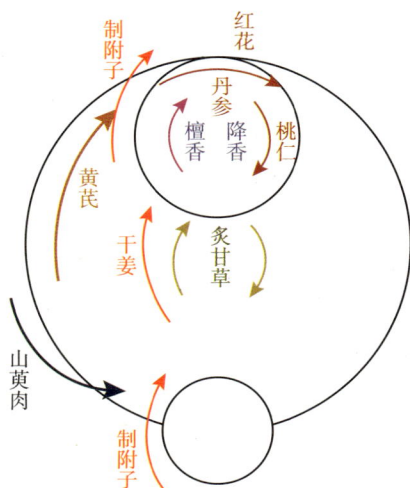

图54

2014年1月18日二诊：服前方14剂，未服血府逐瘀胶囊，期间长时间说话后自觉耗气、胸闷。刻下症见唇紫，舌淡，脉左已有力、右微细。嘱加服血府逐瘀胶囊；守前方，黄芪增至240克，30剂。

2014年3月30日三诊：无胸闷，已停药近1个月，面色润，舌淡红，唇淡紫，脉迟弱。治疗拟方如下：桂枝90克，赤芍60克，丹参45克，桃仁30克，红花15克，制附子30克，干姜30克，炙甘草30克，黄芪240克，当归30克（图55）。加水2.5千克，煮沸2小时，日1剂，分3次服，30剂。

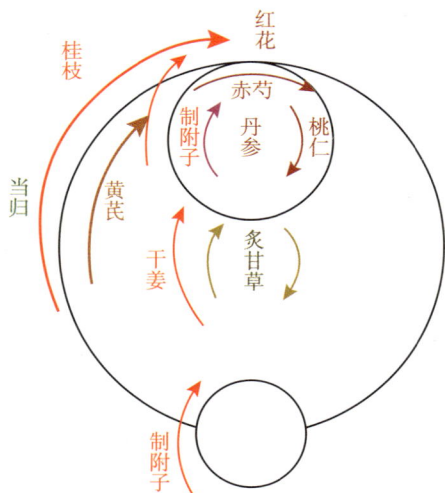

图55

2019年10月5日四诊：唇暗紫，疲困，脉弱、右甚。治疗拟方如下：制附子30克，炮姜20克，炙甘草30克，红参30克，檀香10克（后10分钟下），降香10克（后10分钟下），砂仁10克，生黄芪120克，生龙骨、牡蛎各30克，磁石30克，山萸肉30克，枸杞子30克，菟丝子30克（图56）。加水2.5千克，煮沸2小时，日1剂，分3次服，30剂。

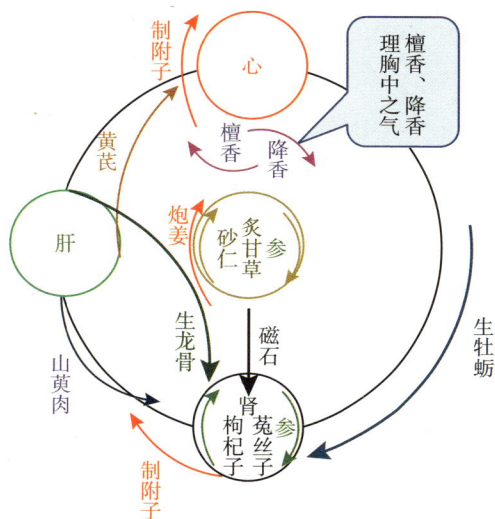

图56

按： 胸中宗气，温煦心肺，即所谓气生神。宗气来源于中气和少阴精气，精、气、神是人身"三宝"，只有善加保护，才能恬淡虚无，真气从之。心脉瘀阻、心脏支架、脑梗死皆由少阴精气不足所致，少阴肾为根，少阴心为中枢。手少阴心和足少阴肾，心藏神，肾藏精。少阴是三阴的中枢，是控制指挥的核心，心的神是光明，即君主，是整个五脏六腑的主宰。少阴君火以其明耀如日，成为"主运转者也"，"天运当以日光明"，主明则下安，无为而治。

肾藏精，是先天之本。如果用桃做比喻，则桃仁就是少阴，所藏的精气是种子的储备能量。肾所藏精气是心火能量的来源，是一盏灯中油和灯光的关系，油总须少消耗才能长明。

该患者为中年人，治以振奋胸阳，补益气血，旨在恢复其自身圆运动，自己化生元气，若以培元固本治本更好。

活检致肠穿孔

——陷胸汤证

患者李某，女，47岁，河南濮阳人。

2017年5月28日初诊：2017年4月17日出现大肠肠气囊肿，取活检致穿孔，反复发热，右下腹压痛，行输液治疗。2013年患结核病，服西药治疗2年。刻下症见日晡潮热，面色苍黄暗，舌暗，脉右关尺弦紧数。治疗拟方如下：芒硝10克，大黄20克，甘遂粉0.5克（冲服）。嘱得快利，止后服；忌肉食、海鲜半年。

2017年6月18日二诊：前方为大陷胸汤，患者不敢服用。刻下症见面色萎黄，目暗，右脘痛，腹部不适，不能眠，低热（37℃以上），舌暗红、苔白厚腻，脉两关弦紧。治疗拟方如下：大黄15克；牡丹皮15克，炒白术20克，半夏30克，炮姜20克，制附子10克，砂仁10克，金银花10克，败酱草10克，乌梅30克。加水1.5千克，煮沸1小时，日1剂，分3次服，7剂。

2017年6月25日三诊：脉右关弦紧，左关已缓，白天低热时间变短，舌淡暗、苔黄厚腻。嘱守前方，加胆南星10克，制附子改为20克，大黄改为20克，7剂。

2017年7月2日四诊：发热减少，面色转明，舌淡红、苔腻减，服药后每日腹泻5~7次。嘱守6月25日方，14剂。

2017年7月16日五诊：脉右关紧韧，舌淡紫，整日发热。治疗拟方如下：生薏苡仁30克，制附子10克，败酱草30克，大黄15克，牡丹皮20克，木香10克，砂仁10克，炒白术30克，炮姜20克，厚朴15克，乌梅30克，知母10克。加水1.5千克，煮沸1小时，日1剂，分3次服，7剂。

2017年7月23日六诊：服前方7剂后热退，13时至16时偶有低热，无腹泻，面部中下庭明亮，唇红润，舌淡、苔厚腻减，脉缓和。治疗拟方如下：生薏苡仁30克，制附子10克，炮姜20克，炙甘草10克，大黄15克，炒白术30克，党参30克，砂仁10克，厚朴10克，木香10克，乌梅30克，半夏20克，白芍10克。加水1.5千克，煮沸1小时，日1剂，分3次服，14剂。

2017年8月13日七诊：13时至14时偶有低热（37℃），脉两关弦，舌淡，目暗。治疗拟方如下：党参30克，白术30克，茯苓30克，炙甘草30克，半夏30克，胆南星10克，枳壳10克，厚朴10克，大黄10克，乌梅30克，白芍15克。加水1.5千克，煮沸1小时，日1剂，分3次服，14剂。

2017年8月27日八诊：无发热，上班劳累后出现低热（37.1℃），脉关弦细韧，舌淡、无苔厚腻。嘱守8月13日方，加附子10克、炮姜10克，14剂。

2017年9月10日九诊：无腹痛、发热，舌暗红、尖赤、苔腻，牙痛4~5日，脉左缓、右弦细。治疗予麦味地黄丸、香砂六君丸，7剂。

按：患者肠穿孔，反复发热、右下腹压痛，行输液治疗，此为热结在里，证属陷胸汤证，故予以大陷胸汤。而患者咨询其他医生，认为大陷胸汤使人腹泻，可以排出肠中污物，但不能排除肠外腹腔的污物，所以未服药。殊不知，"散则为气，聚则成形"，气化之神奇非形而下者可知，所谓中人以下者不可以语上也，贻误治疗之机，只能缓图之。故以大黄附子汤、薏苡附子败酱散治之，2~3个月方愈。

外阴瘙痒、白斑

——肝木下陷化风

患者史某，女，56岁，山东济宁人。

2017年10月15日初诊：外阴瘙痒、白斑，近日发作，考虑因针刺、拔罐所致。足心热10年。刻下症见面色白，唇舌淡紫，脉右寸浮上、左尺下，脉浮偏数。诊为肝木下陷化风。治疗拟方如下：乌梅45克，当归15克，制附子15克，龟甲20克，鳖甲30克，黄柏炭15克，桂枝10克，黄连3克，川椒15克，干姜30克，辽细辛15克，生地黄30克，巴戟肉30克（图57）。加水2千克，煮沸90分钟，日1剂，分3次服，4剂。

2017年10月29日二诊：服前方3剂后无瘙痒，现已服13剂。刻下症见小便频艰。嘱守10月15日方，黄柏炭改为10克、干姜改为20克、制附子改为10克，21剂。

2017年11月26日三诊：服药后无二阴瘙痒、下坠感。刻下症见足心仍热，舌淡胖，脉沉缓。治疗拟方如下：乌梅30克，制附子10克，龟甲20克，鳖甲20克，黄柏炭10克，桂枝10克，蛇床子20克，车前子30克，茯苓30克，红参30克，炮姜15克，川椒10克，生地黄30克。加水2千克，煮沸90分钟，日1剂，分3次服，21剂。

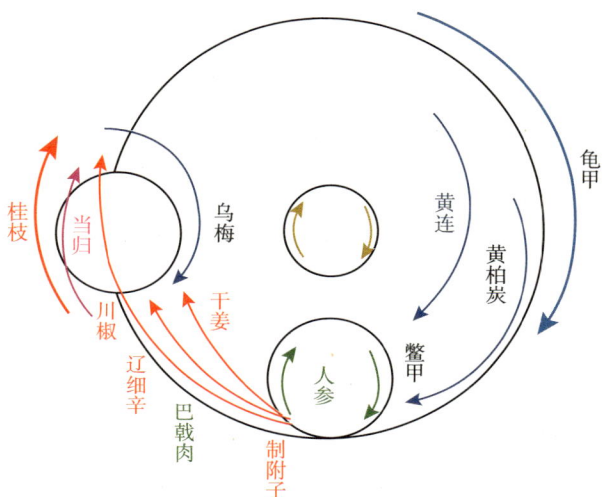

图57

按：足厥阴肝经起于足大趾上毫毛部（大敦穴），经内踝前向上至内踝上八寸处交出于足太阴经之后，上行沿股内侧，进入阴毛中，绕阴器，上达小腹。厥阴络阴器，下体湿痒等症属厥阴证。该患者脉左尺下，为肝木不升反下陷，生风，故出现外阴瘙痒。厥阴因寒不升，陷而化热，寒热错杂。厥阴之气下陷所化的风，或为热，或郁而湿热生虫，故瘙痒难耐，西医查之或为菌类感染之炎症。

乌梅丸方，干姜温里散寒，附子辛温温经散寒，细辛辛散而达外，川椒温散，桂枝温升木气，当归温润而升。诸药温升肝木、通畅经络，起"发陈""春有鸣条律畅之化"的生发作用，木气畅达则不化风，虫所处的湿热解，虫自消。同时，川椒、细辛皆能畅达郁结之风气；乌梅酸敛，平肝木疏泄，调节升发与收敛的平衡，即厥阴之"阖"；黄连清湿热，湿热除，则虫没有存在的环境。

股癣

——太阳郁闭，肾气虚，厥阴肝木不升

患者刘某，男，20岁，河南开封人。

2018年4月14日初诊：右股癣3年，发于右侧腹股沟内测后方，渐增多，色红，遇热痒重。第4、5腰椎，骶椎间盘膨出。刻下症见脉右寸关浮之弦韧，左关尺浮之弦韧。治当先解太阳之郁，拟方如下：桂枝15克，麻黄15克，辽细辛15克，独活15克，柴胡15克，升麻15克，土茯苓90克，蛇床子30克，地肤子30克，白鲜皮30克，炙甘草20克，乌梅30克（图58）。加水2.5千克，煮沸10分钟，日1剂，三煎三服，14剂。

2018年4月29日二诊：脉右寸关弦韧已除。服前方未出汗，股癣颜色变淡，胸闷气短，手汗。治疗如下。

处方1：黄豆500克，乌梅30克。煮2小时代茶饮。

处方2：乌梅30克，黄柏炭10克，木瓜30克，补骨脂30克，菟丝子30克，土茯苓60克，泽泻45克，蛇床子30克，熟地黄30克，炒白术30克，赤芍20克，巴戟肉30克（图59）。加水2千克，煮沸90分钟，日1剂，分3次服，21剂。

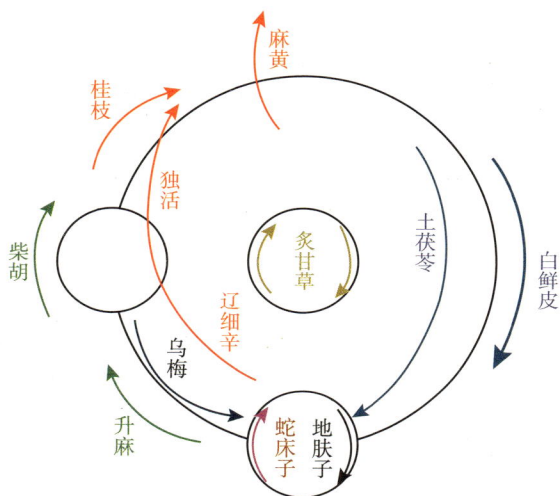

图 58

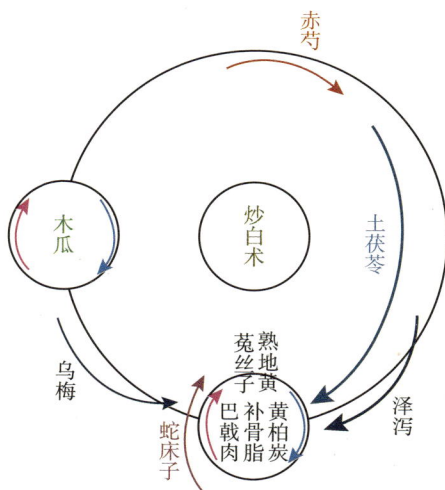

图 59

2018年6月9日三诊：服4月29日方后，股癣明显好转，无腰痛胸闷，气色好转。嘱守4月29日方，30剂。

按：股癣的发病部位属于厥阴经的循行部位。体表皮肤病变，不可尽归于太阳。邪气由里出表，从厥阴出，表之邪气，当助其升发，不可压制，过用清热解毒。邪气有出路，体内邪气减少，病才能痊愈。

该患者初诊时，旨在开通厥阴、少阴、太阴到太阳之间的腠里三焦通道，使邪气有出路，兼以土茯苓清理邪气、乌梅平疏泄；二诊时，以乌梅丸方解厥阴经寒热错杂之邪气。

糖尿病肾病

——三阴虚馁

患者尚某，女，36岁，河南郑州人。

2013年8月17日初诊：既往患1型糖尿病15年，并发眼底出血、慢性肾脏病Ⅲ期、反复尿路感染，服中药肾气汤4个月，有好转。脉右关紧，浮之濡，左寸紧有力，关弱，两尺弱，面暗黄。诊为肝脾肾虚，小肠火下陷膀胱，心火虚。治疗拟方如下：炮姜20克，炒白术30克，炙甘草15克，党参30克，茯苓30克，补骨脂30克，桑寄生30克，白芍30克，山萸肉45克，肉苁蓉30克，巴戟肉30克，西洋参须30克（图60）。加水煮沸1小时，日1剂，分3次服，21剂。

2013年10月3日二诊：服前方40余剂，精神体力好转。血糖曾高至20mmol/L以上或发作低血糖，行胰岛素治疗10年，现已改为口服二甲双胍治疗，血糖稳定（8mmol/L）。反复尿路感染，考虑膀胱炎，现已明显好转。脉沉紧，唇紫减。治疗拟方如下：制附子15克，炮姜30克，炙甘草15克，炒白术30克，茯苓30克，炒栀子10克，党参30克，白芍30克，补骨脂30克，肉苁蓉30克，西洋参30克，黄柏炭30克，贯众炭30克，乌梅60克（图61）。加水2千克，煮沸90分钟，日1剂，分3次服，30剂。

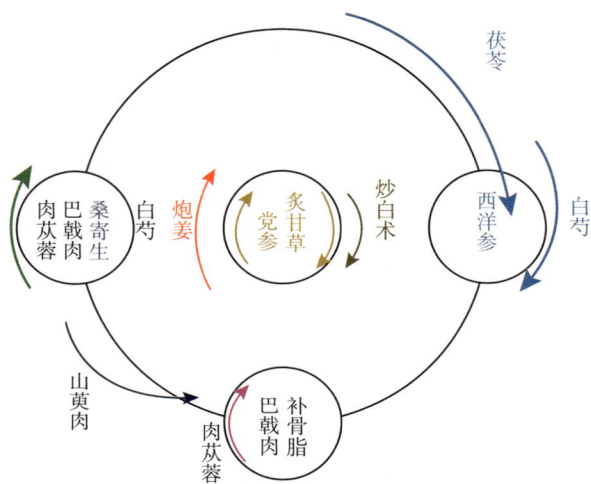

图60

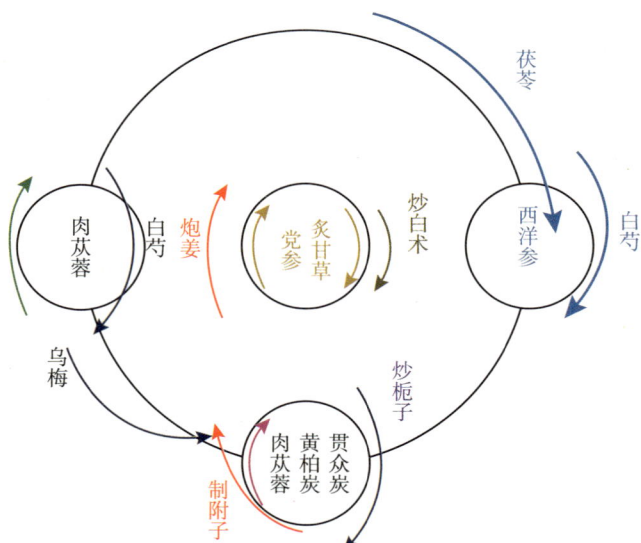

图61

2014年3月29日三诊：停药近3个月，查尿蛋白（++），无细菌感染，精神体力好，盗汗，脉左沉紧、右濡弱，舌淡、有齿痕。治疗拟方如下：制附子15克，炮姜20克，炙甘草15克，茯苓30克，红参30克，山萸肉30克，泽泻30克，熟地黄45克，补骨脂30克，菟丝子30克（图62）。加水煮沸90分钟，日1剂，分3次服，30剂。

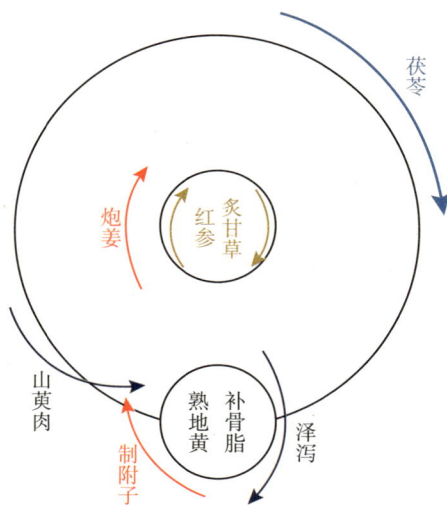

图62

2014年10月25日四诊：服3月29日方7剂，因担心血糖升高而停药。服西药治疗，血糖接近正常，但并发症多见，已无法控制。查血压183/97mmHg，慢性肾脏病Ⅳ期，足肿，颈动脉斑块。脉濡而搏。治疗如下。

处方1：生黄芪180克，制附子30克，炮姜20克，炙甘草30克，西洋参15克，赤芍30克，三七10克，桃仁30克，红花15克，川芎30克，怀牛膝30克，茯苓60克，生龙骨30克，生牡蛎30克，磁石30克（图63）。加水2.5千克，煮沸2小时，日1剂，分3次服，21剂。

处方2：固本散。

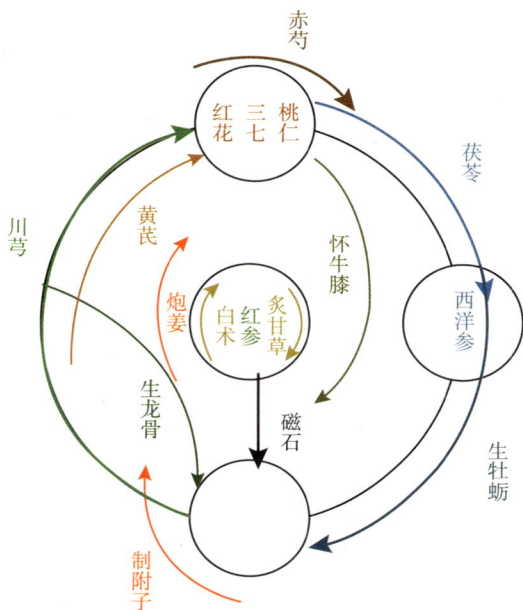

图63

2014年11月23日五诊：服前方21剂，面色、唇色红，舌淡白，血压180/80mmHg，脉紧。治疗拟方如下：生白术30克，炙甘草20克，炮姜20克，制附子30克，红参20克，赤芍20克，白芍20克，茯苓30克，怀牛膝30克，代赭石30克，菟丝子30克，补骨脂30克，山萸肉45克（图64）。煮沸2小时，日1剂，分3次服，30剂。

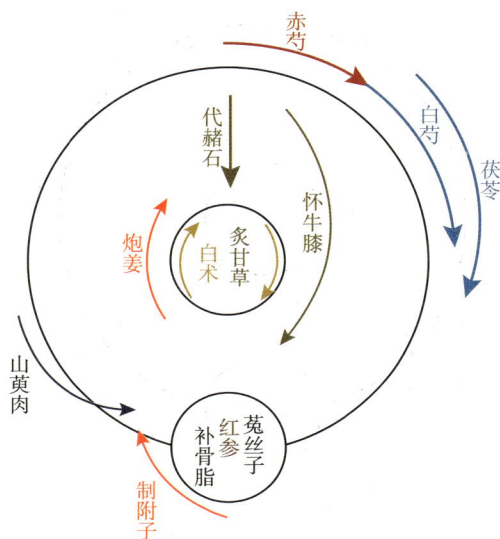

图64

2015年1月10日六诊：血糖偏高，血压（170~180）/（65~90）mmHg，足肿，糖尿病肾病，脉紧搏，舌胖、苔白腻，口渴。诊为元气虚，肾气不固。治疗如下。

处方1：黄芪180克，制附子20克，九制熟地黄45克，牡丹皮10克，茯苓30克，怀山药30克（研粉冲服），泽泻30克，山萸肉45克，益智仁20克，白蔻15克，补骨脂30克，菟丝子30克，沙苑子30克，乌梅30克，三七10克（冲服）（图65）。加水2.5千克，煮沸两小时，日1剂，分3次服，21剂。

处方2：和胃散10克/日，分3次，温水冲服，服10日。

2015年2月7日七诊：服前方21剂，肾功能好转，尿蛋白减为（＋），尿隐血阴性，糖化血红蛋白8.4%，收缩压降至130mmHg，精神、睡眠好转。刻下症见面色萎黄，舌淡胖、苔

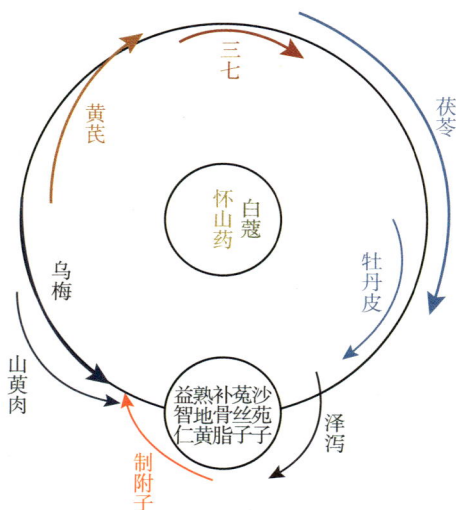

图 65

白腻，脉左尺弱、余缓。治疗拟方如下：黄芪180克，九制熟地黄45克，牡丹皮10克，茯苓30克，泽泻30克，山萸肉45克，益智仁20克，白蔻15克，砂仁10克，炒白术20克，补骨脂30克，菟丝子30克，乌梅30克，三七10克（冲服），赤芍20克。加水煮沸1小时，日1剂，分3次服，21剂。

2015年3月22日八诊：精神好，血压正常，血糖不稳定、昼高夜低，脉右偏弦、尺弱，左关尺弱，舌淡，纳佳。嘱守2月7日方，去白蔻，21剂。

按： 1型糖尿病多由于自身免疫缺陷等因素引起，属于中医消渴病。该患者并发眼底出血、糖尿病肾病Ⅲ期、反复尿路感染，属于三阴虚馁：少阴不主藏，则出现尿蛋白增高、尿潜血等糖尿病肾病表现；太阴不能运化输布五谷精微，脾有寒湿，则见脉右关濡而紧；厥阴疏泄失常，则见血糖忽高忽低。故治以运中、补肾精，使其固藏。此病治疗，非一日之功，若精气耗散多于进补，则永无愈期；若精气渐充，则能向愈。

带状疱疹（一）

——龙雷之火上腾

患者，女，15岁。

2018年11月1日初诊：左背侧胁肋突发带状疱疹，舌淡胖、尖赤、舌中裂。治疗拟方如下：乌梅30克，桂枝10克，白芍20克，炙甘草15克，山萸肉30克，茯苓30克，生龙骨、牡蛎各30克，熟地黄30克，巴戟肉30克（图66）。加水1.5千克，煮沸1小时，日1剂，分3次服，2剂。

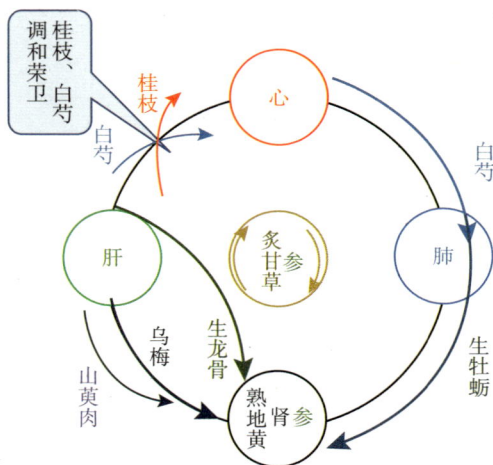

图66

2018年11月3日二诊：服前方2剂后，改方如下：炒白术30克，茯苓30克，炙甘草30克，党参30克，制附子10克，炮姜15克，巴戟肉30克，龟甲粉20克，砂仁10克，熟地黄30克，贯仲10克，金银花6克，1剂。

2018年11月5日三诊：前方加三石（滑石、石膏、寒水石）各30克，山萸肉30克，乌梅30克（图67），1剂。服药后带状疱疹痊愈。

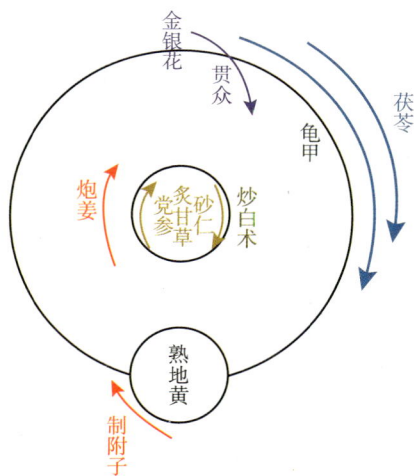

图67

按：带状疱疹属于体内有病邪之气，加之木气疏泄过度，肾中龙雷之火外越，发于肌肤，痛甚。治以乌梅平疏泄，龙骨、牡蛎、山萸肉收降龙雷之火，兼以金银花、贯众清邪热。

带状疱疹（二）

——五心热

患者张某，女，52岁，河南濮阳人。

2018年4月14日初诊：1周前鼻流黄涕，五心热，行放血治疗，4日前左后背出现带状疱疹，胃脘胀。刻下症见面色萎黄，舌淡，脉弱，左寸关浮弦上、右关浮弦数。治疗拟方如下：苏叶10克，浮萍10克，紫花地丁20克，金银花6克，乌梅30克，熟地黄30克，砂仁10克，西洋参20克（另炖），龟甲粉20克，炙甘草20克，巴戟肉30克，茯苓30克（图68）。加水0.5千克，煮沸10分钟，三煎三服，7剂。

2018年4月21日二诊：服前方7剂，带状疱疹已愈。胃脘痛、不可按，五心热已除，脉左寸弦斜上。嘱守方加半夏30克、炒白术30克，10剂。

2018年5月5日三诊：带状疱疹已愈。刻下症见口苦，舌淡红，面色好转，脉仍左寸弦。治疗拟方如下：姜半夏20克，砂仁10克，炒白术30克，炮姜10克，熟地黄30克，郁金10克，怀山药30克，枸杞子30克，菟丝子30克，茯苓30克，龟甲10克，制附子10克。加水2千克，煮沸90分钟，日1剂，分3次服，30剂。

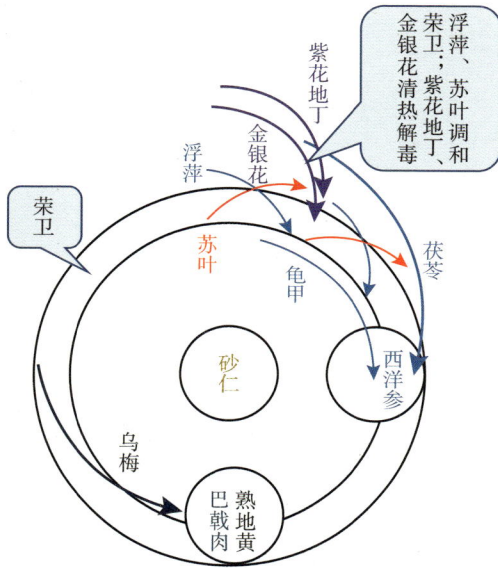

图68

按：该带状疱疹患者，肾水虚，不能涵阳，则五心热，脉浮弦，肝木疏泄过度，致龙雷之火外越。治以滋肾水潜阳，导龙归海，兼清邪热。

胃胀、腹泻

——肝木郁结化风

患者张某，女，52岁，河南濮阳人。

2017年4月24日初诊：面色苍黄，舌淡，胃胀，纳凉则泻，口苦，入睡难，足心热，气短胸闷，脉左寸弦大、斜上大陵。2016年因车祸行肝部手术。治疗拟方如下：清半夏20克，川芎20克，赤芍20克，炙甘草20克，炒白术20克，党参45克，茯苓30克，熟地黄45克，砂仁10克（后10分钟下），炮姜10克，乌梅30克，山萸肉30克（图69）。加水1.5千克，煮沸1小时，日1剂，分3次服，7剂。

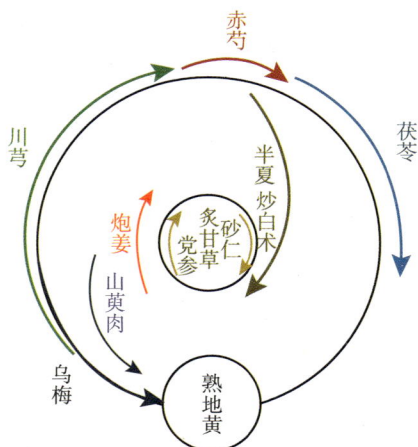

图69

按： 该患者脉左寸弦大、斜上大陵，有肝部手术史。肝木化风，故见口苦、不寐；木不能疏土，故见胃胀；足心热，则有肾水不足，不能涵藏相火。治以运中，滋肾水，乌梅平疏泄；川芎疏通肝郁，畅达肝木。

2017年5月5日二诊：眠佳，腹胀减。嘱守方去川芎，14剂。

2017年11月5日三诊：又发嗳气、呃逆，脘胀，口干苦，纳少，眠差，乏力，面热，五心热，面色萎黄，唇紫，舌淡紫，脉左寸弦上斜硬。治疗拟方如下：柴胡15克，香附10克，山萸肉30克，砂仁10克，赤芍15克，炮姜15克，炙甘草15克，熟地黄30克，半夏30克，炒白术30克，制附子10克，乌梅30克（图70）。加水1.5千克，煮沸1小时，日1剂，分3次服，14剂。

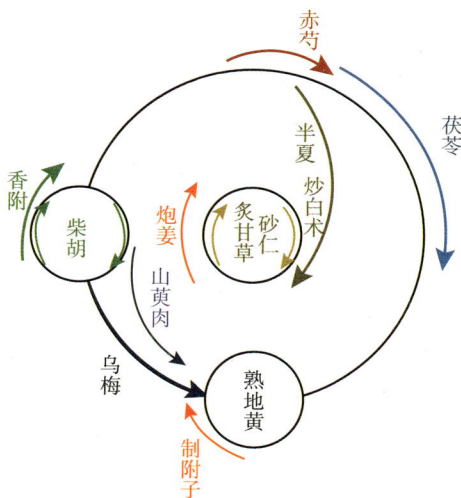

图70

2017年11月12日四诊：服11月5日方，每日腹泻黑水便4~5次，后渐减少，腰痛好转，无口苦、嗳气、呃逆、脘胀，面色明，唇舌淡红，脉左寸仍弦上。治疗拟方如下：制附子10克，炮姜20克，炙甘草15克，辽五味子15克，砂仁10克，炒白术30克，茯苓30克，红参30克，山萸肉30克。加水1.5千克，煮沸1小时，日1剂，分3次服，7剂。

按： 以柴胡、香附疏理肝气，温补脾肾，诸症向愈。但此脉仍属于肝木郁结化风，当畅达肝木、愉悦情志。

中风脱证

——及时行放血治疗

患者，女，93岁。平素身体康健，生活尚能自理。

2020年9月14日初诊：8∶50得知患者突发中风，失语，尚有意识。9∶30赶到，诊见患者意识弱，呼之则左目能睁开，目光暗少神，失语，左半身不能动，左手足失用，测血压75/55mmHg。立即行刺血急救：针两耳尖、百会、十宣、足十宣放血。放血至右手指尖时，患者因感知疼痛而缩手，但左手无反应。治疗拟方如下：制附子5克，人参10克，炮姜5克，龙骨15克，牡蛎15克，磁石15克，九节菖蒲10克，炙甘草6克，桃仁10克，赤芍10克，颗粒剂冲服。喂药时患者可张口、下咽，药未服完已能说话。服药后测血压100/60mmHg。嘱其休息，能自主入眠。11∶35问其是否小便，扶之已经能站立，小便后坐下，身体向左偏，无法自己坐稳。又喂服救心汤中药颗粒1次，拟方如下：黄芪20克，麻黄5克，辽细辛3克，制附子5克，炮姜5克，炙甘草6克，龙骨、牡蛎各15克，人参10克，辽五味子10克，九节菖蒲10克，桃仁10克，赤芍10克，乌梅10克。服药后故意拿1张纸巾放其左手，其已能用左手擦嘴，躺下后意识已经完全正常。睡到13∶00，患者自己揭被，要求小便，扶之起床，吐出一块黏痰，自己能够站立行走至卫生间。14：00纳稀粥一大碗。嘱守方继续服颗粒剂汤药3日，固本散同服。无遗留后遗症。2021年11月随访，患者仍能生活自理，康健如昔。

按： 对于中风患者，救治及时非常关键。急救时，针刺放血非常重要。无论中风闭证还是脱证，都应该先行放血。中风之病机，为血脉之中必有风邪，阻遏气血，使患者或梗阻，或出血。针刺百会、两耳尖、十宣、足十宣放血，若患者尚有生机，必有某处流出黑血；若刺血无反应，多属预后不祥。若不行放血疗法，以药祛风亦可，如孙思邈的续命汤、续命煮散，但不及针刺之便捷。若贻误治疗之机，或有诸多后遗症。

此例为脱证，针刺后补益气血，以固本散敛固元气而愈。

附：六度古中医学塾一期学生翟殿文治疗中风1例

患者陈某（本人外婆），女，74岁，湖北黄梅人。

本人于2021年7月1号学校放假回家，外婆突发中风，浑身乏力，抽搐，头晕，无法自主活动，脉弦而有力，两寸浮弦数，尺部脉弱甚，舌向左歪斜。当即判断为中风。打电话询问师父后，便针刺头顶百会穴、耳尖、手部十宣穴放血，几分钟后，头晕已好大半，手可以自主移动，但右脚还是不能动。再用针给足部十趾尖放血，刺小趾和无名趾时放出部分黑血，随后患者感觉足部逐渐麻木，慢慢恢复知觉。经电话与舅舅商议，予来复汤加减治疗，拟方如下：白芍20克，红参30克，炙甘草20克，生龙骨、牡蛎各30克，山萸肉60克，熟地黄30克，巴戟天20克，菟丝子30克，天麻10克，钩藤10克，羌活10克，独活10克，全蝎粉3克。服药第2天已可以缓慢行走，四肢稍觉有力。1周后身体已恢复健康，与病前无大碍。

中风急危证

——元气虚惫欲脱

患者户某，女，77岁，河南开封兰考人。

2020年4月24日初诊：近两日足软步艰，舌左偏、无力，语謇。昨日行放血治疗，晚上服救心汤3次后舌左偏减轻，舌胖淡白、苔白厚腻。刻下症见脉濡，右寸浮弦大、上鱼际，左紧。治疗拟方如下：山萸肉45克，红参30克，炙甘草20克，制附子20克，半夏30克，茯苓30克，炮姜20克，生龙骨30克，生牡蛎30克，磁石30克，枸杞子30克，菟丝子30克，赤芍10克（图71）。加水2.5千克，煮沸2小时，日1剂，分3次服，14剂。

2020年5月8日二诊：步履平稳，食眠均佳，语言流利，配合针法效佳。舌胖紫、苔白腻，目有神，舌偏左，脉两关濡，尺沉，右寸弦斜、上大、右尺弱。治疗拟方如下：山萸肉45克，红参30克，炙甘草20克，制附子20克，半夏30克，茯苓30克，炮姜20克，生龙骨15克，生牡蛎30克，枸杞子30克，菟丝子30克，赤芍20克，红花10克。加水2.5千克，煮沸2小时，日1剂，分3次服，14剂。

2020年5月23日三诊：舌已不偏，步履正常，面色虚浮，唇紫，舌淡白紫胖、苔腻，脉沉弱，右寸弦大、上鱼际。治疗拟方如下：辽五味子10克，茯苓45克，半夏30克，砂仁10克，制附子20克，炮姜20克，炙甘草20克，熟地黄45克，山萸肉30克，红参30克。加水2.5千克，煮沸2小时，日1剂，分3次服，30剂。

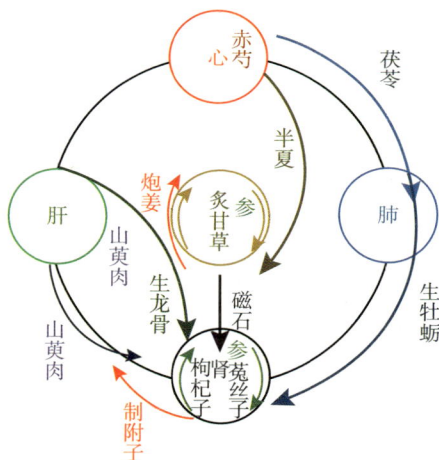

图71

按：脉弦大、溢而上鱼际，属风。患者症状虽除，但脉象未复常，未允痊愈。

2021年5月9日四诊：昨日因受凉突发中风，来诊时双目少神，手足躁动瘛疭，脉大，右寸大，两尺弱甚，舌淡紫、偏左、苔白厚腻。诊为元气虚惫欲脱，诸症已现危急之象，予救心汤救脱。治疗如下。

处方1：山萸肉60克，红参30克，炙甘草20克，制附子10克，生龙骨30克，牡蛎30克，炮姜20克，枸杞子30克，菟丝子30克，半夏30克，砂仁10克。加水2.5千克，煮沸2小时，日1剂，分3次服，5剂。

处方2：固本散。取药的同时服用生脉饮，2支/次。

2021年5月12日五诊：服前方加固本散、六味地黄丸，仍面色苍暗、手足躁动瘈疭，脉右寸弦大上，但双目已有神。治疗如下。

处方1：木瓜30克，山萸肉60克，红参30克，炙甘草20克，生龙骨30克，生牡蛎30克，磁石30克，天麻20克，钩藤20克，熟地黄45克，枸杞子30克，菟丝子30克，女贞子30克，追风散20克（包煎）。加水2.5千克，煮沸2小时，日1剂，分3次服，7剂。

处方2：固本散10克/日，服1个月。

服药后，手足无躁动瘈疭，脉仍大，告知家属预后非吉。1个月后，未再服药。2021年8月，得知患者突然发病，不省人事，住院离世。

按： 脉大则病进，无有缓和从容的和气，即是无胃气，脉属无神，虽症状消除，亦难允为吉兆。

脉弦硬大，殊非吉兆

——高龄，元气虚

患者秦某，男，71岁。

2019年6月2日初诊：血压、血糖（7mmol/L）偏高。原有下肢水肿，服肾气汤20余日肿消。查血肌酐23.7mg/dL，尿素13.88mmol/L。舌胖大、苔厚腻，面色晦暗，脉弦硬大。诊为元气虚。治疗拟方如下：红参30克，制附子15克，炙甘草20克，生龙骨30克，生牡蛎30克，磁石30克，山萸肉45克，怀山药30克，熟地黄30克，茯苓45克，菟丝子30克（图72）。加水

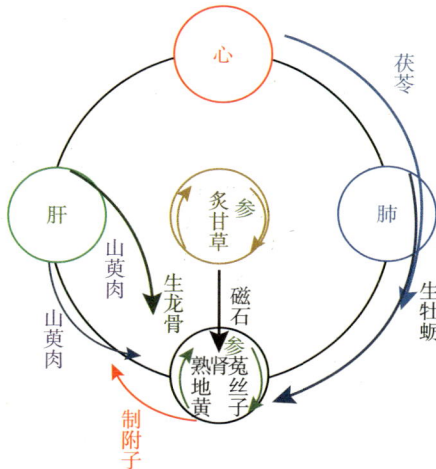

图72

2.5千克，煮沸2小时，日1剂，分3次服，14剂。

按：告知其家属，脉弦硬大，按之如按枯木，少缓和从容之象，殊非吉兆。若服药能够收敛、转缓，方属治疗有效。

2020年3月7日二诊：面色黄暗，前列腺增生术后20年。2月13日、14日大小便不通，通过电话进行诊治。刻下症见手抖，小便失禁，全身乏力，脉弦细枯、尺弱甚，舌胖淡、苔中后浊腻。治疗拟方如下：红参30克，熟地黄30克，砂仁10克，茯苓30克，制附子10克，山萸肉30克，生龙骨15克，生牡蛎30克，巴戟肉30克，肉苁蓉20克，怀山药30克（图73）。加水2千克，煮沸90分钟，日1剂，分3次服，14剂。

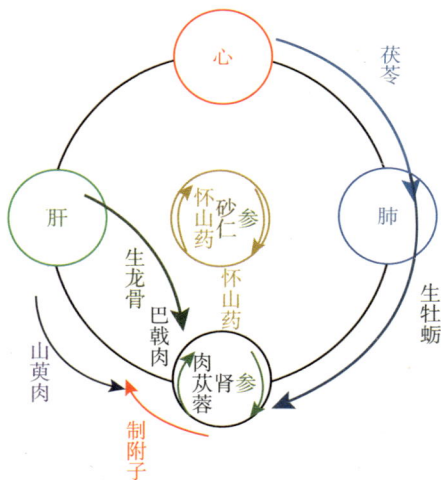

图73

按：该患者为大小便不通急危证，服硝菔通结汤后大小便得通，服金匮肾气丸至今，脉弦细枯、尺弱甚，脉由弦大硬变为弦细枯，提示病情加重，元气不敛，渐渐消耗，脉变细枯，无有润泽生机之象，故治以滋补虚羸，敛补元气。

2020年3月23日三诊：服前方14剂后，面色好转，舌苔减，纳可，无手抖，脉转有力、弦大硬。嘱守方21剂。

按：补益得力，脉由弦细枯转有力，仍弦大硬，尚未有根本好转。

2020年4月25日四诊：服3月7日方，无手抖，纳可，眠可，仍有尿频、尿急，夜晚有时小便失禁，脉左弦缓偏大、寸斜上，右弦细转润，舌胖淡，面色中下庭转明。嘱守3月7日方，加杜仲30克、补骨脂30克、生黄芪60克，30剂。

按：补益得力，脉有缓象。

2020年5月30日五诊：服4月25日方30剂，面色转明，大便每日一行、干燥。嘱守方去制附子。脉仍硬弦大，舌紫褪，口干，小便频减。治疗拟方如下：红参30克，熟地黄45克，砂仁10克，茯苓30克，山萸肉45克，龙骨30克，牡蛎30克，巴戟肉30克，怀山药30克，杜仲30克，沙苑子30克，胡芦巴30克，黄芪90克（图74）。加水2千克，煮沸90分钟，日1剂，分3次服，30剂。

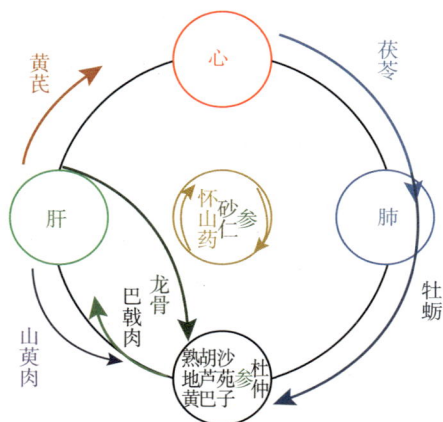

图74

2020年7月4日六诊：服5月30日方1个月，体力、精神好转，纳眠佳，仍有尿频、尿急、尿失禁，面色转明，舌转红，脉仍弦硬、寸脉斜上。治疗如下。

处方1：前方去黄芪，加益智仁10克、诃子6克、九节菖蒲10克、海螵蛸10克，30剂。

处方2：固本散。

2020年8月8日七诊：立秋后1日，脉弦大硬、有止歇、两寸上大陵，唇舌淡紫，纳较前好，仍有尿频、尿急，尺肤仍陷下。补虚非一日之功，治疗如下。

处方1：海螵蛸10克，益智仁10克，诃子10克，覆盆子10克，辽五味子10克，红参30克，砂仁10克，茯苓30克，生龙骨15克，生牡蛎30克，山萸肉30克，杜仲30克，制附子10克。加水1.5千克，煮沸1小时，日1剂，分3次服，30剂。

处方2：固本散。

2020年10月31日八诊：脉偏弦大，舌淡、苔白厚腻。治疗如下。

处方1：胃疡散10克/日，分3次，温水冲服。

处方2：追风散10克/日，包煎煮沸1小时，分3次服，服3日。

处方3：固本散10克/日，分3次，温水冲服。

处方4：四物济阴丸2丸/日，服14日。

2020年11月7日九诊：平素大便难，近3~4日未行大便，昨日服硝䏓通结汤后腹泻4次。脉弦大，舌胖淡紫、苔白腻。此为元气虚，治疗如下。

处方1：辽五味子10克，红参30克，砂仁6克，生龙骨15克，生牡蛎30克，磁石30克，山萸肉30克，熟地黄30克，制附子10克（图75）。加水1.5千克，煮沸1小时，日1剂，分3次服，7剂。

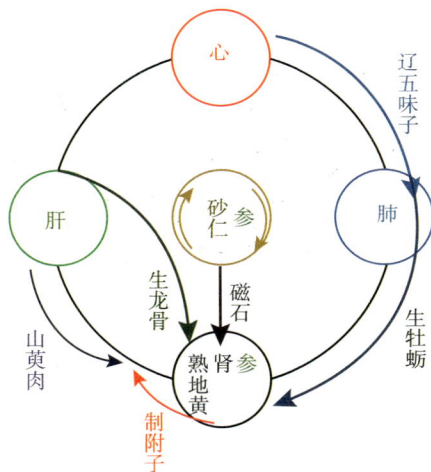

图75

处方2：前方加虚秘丸1丸。

2020年9月12日十诊：脉弦大，偶有三五不调，有间歇改善，唇淡紫，舌胖淡红、苔薄腻。嘱守8月8日方，加熟地黄30克、菟丝子30克，30剂。

2020年11月14日十一诊：大便每日一行，有大便不尽感，脉偏乱大。治疗如下。

处方1：辽五味子10克，红参30克，砂仁10克，生龙骨15克，生牡蛎30克，山萸肉30克，茯苓30克，熟地黄30克，炙黄芪45克，制附子10克（图76）。加水1.5千克，煮沸1小时，日1剂，分3次服，30剂。

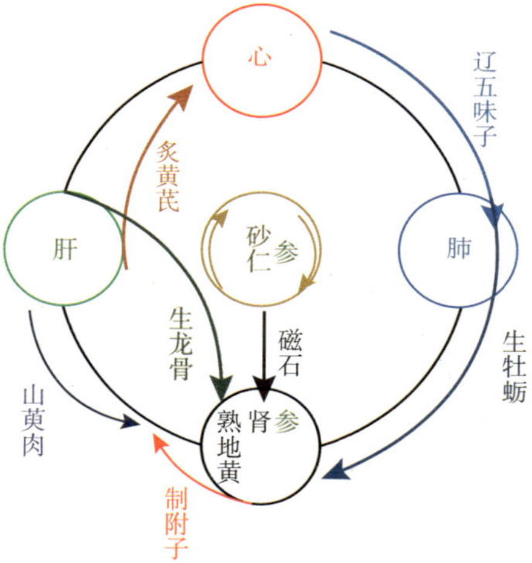

图76

处方2：固本散，虚秘丸1丸/日。

2020年12月19日十二诊：脉大，右较前敛，左关大，舌胖淡。治疗如下。

处方1：辽五味子10克，红参30克，砂仁10克，生龙骨30克，生牡蛎30克，磁石30克，山萸肉30克，熟地黄30克，制附子15克，炮姜15克，杜仲30克，补骨脂30克（图77）。加水

1.5千克，煮沸1小时，日1剂，分3次服，21剂。

处方2：虚秘丸、固本散。

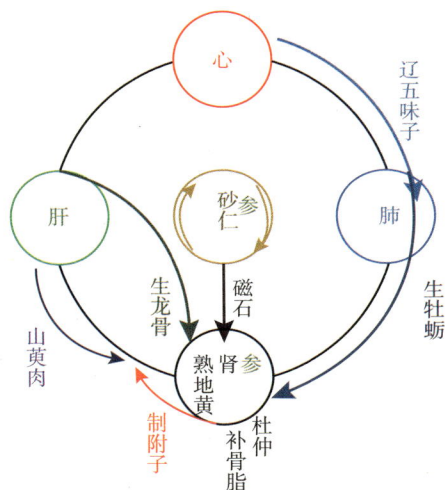

图77

2021年1月8日十三诊：脉已收敛，两关偏大，左寸弦斜上，舌淡红，唇淡红，精神体力好转。治疗拟方如下：辽五味子10克，红参30克，砂仁10克，生龙骨30克，生牡蛎30克，磁石30克，山萸肉30克，熟地黄30克，制附子10克，炮姜10克，菟丝子30克，枸杞子30克，补骨脂30克，杜仲30克。加水2.5千克，煮沸2小时，日1剂，分3次服，21剂。

2021年3月6日十四诊：舌胖大淡紫、苔滑腻，面暗黄，唇淡紫，脉弦细偏涩枯、尺枯弱，纳眠可，小便频数、失禁。治疗如下。

处方1：红参30克，生龙骨30克，生牡蛎30克，炮姜15克，山萸肉30克，熟地黄30克，菟丝子30克，仙灵脾30克，补骨脂30克，枸杞子30克，杜仲30克，制附子10克。加水2.5千克，煮沸2小时，日1剂，分3次服，21剂。

处方2：固本散。

2021年4月24日十五诊：尿频、尿急，大便干燥，脉弱、左关尺紧，舌淡白胖，面色好转，手抖减。治疗如下。

处方1：固本散，常服。

处方2：肾气丸2丸/日，虚秘丸1丸/日，服14日。

按： 患者高龄，自治疗以来，脉象始终是大脉。脉大则病进，没有冲和之气，殊非佳兆。脉大贯穿整个治疗过程，没有随服药而有根本改变，说明没有缓和从容的胃气。固本散为血肉有情之品，但补之亦未获效。初诊诊脉后即与家属沟通，此病难愈；家属亦学习中医，每诊见脉大，皆有告知预后非吉；患者本人亦愿意服中药克尽人事。由此观之，药治不死病，有胃气则生，无胃气则死。命数已定，非凡药所能改变。但凡在治疗过程中，脉象未见好转，皆预后不祥。临床上亦有多例服药后诸症皆愈，西医查各项指标好转，但脉象弦大等未见好转的患者，脉殊少冲和之胃气，皆预后不祥。

肝内胆管癌腹水

——指标好转而脉无胃气

患者霍某，女，71岁，河南濮阳人。

2018年5月26日初诊：嗳气、呃逆、善太息1月余。刻下症见满腹痛，右侧胁肋部疼痛，甚至不能平卧，面色苍黄，纳尚可，大便偏白1周，巩膜有黄染，胸腹胀痞，胆绞痛，舌淡，脉右关上下弦滞扎、左沉濡。治疗拟方如下：木瓜30克，冰糖30克，煮水送服苏合香丸、丹参片，和胃散10克。并嘱尽快至医院检查。患者及家属听从建议，至医院查B超（图78），提示肝内胆管癌。由于患者儿子深信中医，爱好中医多年，遂请求继续中医治疗。已告知家属患者脉无胃气，预后不吉。

2018年5月31日二诊：治疗予大柴胡汤、河车大造丸，拟方如下：柴胡125克，半夏30克，黄芩30克，大黄30克，枳实15克，白芍23克，赤芍23克，大枣12枚，生姜75克（图79）。服后排黑红相间黏性便，仍腹胀，肝胆区疼痛，纳差，食不知味。嘱改方茵陈白术汤。

按：此病为三焦相混，必须开通三焦，使其上下内外畅通。三焦如同街衢巷道，交通上中下、内外，故以大柴胡汤治之。

服后泻下邪秽，大便通畅，痛苦稍减，但仍然腹胀痛、胁肋痛，这是因为病邪仍盛。胃气不能恢复，故纳差。

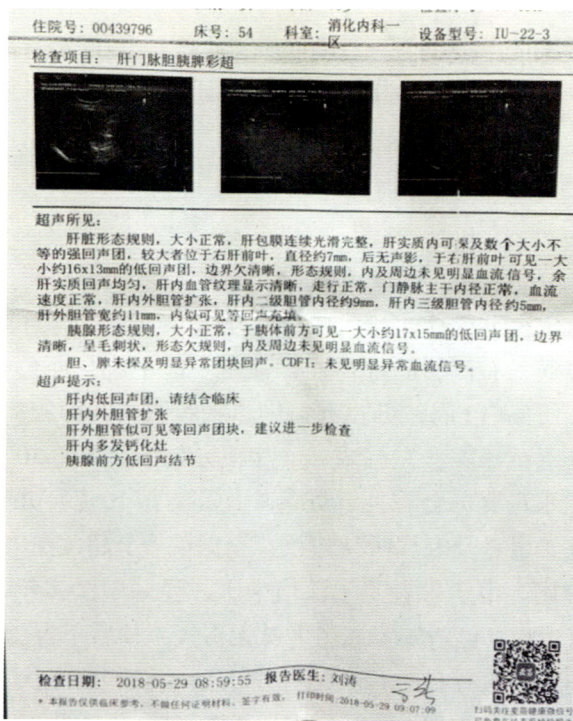

图78

2018年6月3日三诊：腹部绞痛，昨日服用木瓜水后已逐渐消失。复查抽血结果见图80，与5月27日血生化结果相比，胆汁酸已恢复正常，胆指标好转，肝指标（γ-谷氨酰转肽酶、碱性磷酸酶）上升。治疗拟方如下：茵陈30克，白术30克，茯苓45克，败酱草30克，薏苡仁45克，制附子15克，大黄30克，牡丹皮30克，玄明粉10克，虎杖20克，吴茱萸30克，熟地黄45克，木瓜30克，山茱萸30克，肉苁蓉30克，巴戟肉30克，红参30克。加水1.5千克，煮沸1小时，日1剂，分3次服，3剂。服后仍纳差、腹胀痛。考虑服后饮食没有改观，未许得效，嘱前方去吴茱萸。服至6月10日，复查抽血，各项指标均有好转（图81）。

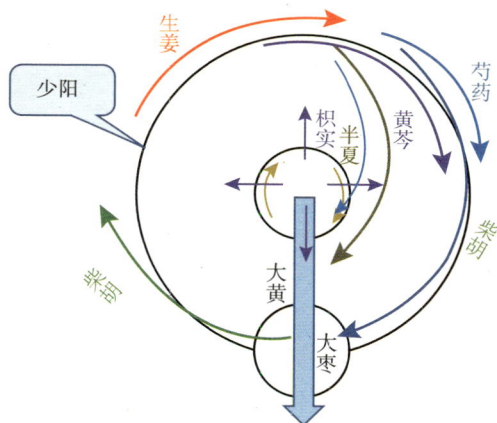

图79

图80

图81

按：通过观察和患者自述表明，最近其胃的问题已经形成明显障碍，无论汤药、丸药还是日常饮食，都有些困难，一天到晚胃里总觉得满满的，导致胀痛、窜痛。考虑为胃气败坏，不能恢复，食药难进，依靠静脉注射营养针维持，仍有腹胀、腹痛。治疗至此，正虚邪盛的状况未能改善。尽管抽血指标好转，但饮食难进，胃气败坏，中医判断已经无力回天。由于不能正常给药，故建议把煮好的中药汁通过直肠灌肠给药。另外，患者儿子给其服用元胡止痛片，以止腹痛。

2018年6月16日四诊：给药途径改为灌肠，期间再度呕吐、大便不通。服保和丸后得大便。治疗拟方如下：半夏90克，砂仁10克，代赭石30克，赤石脂30克，肉苁蓉30克，巴戟肉30克，炒白术20克，生白术30克，木香10克，延胡索10克，生姜汁6克，伏龙肝30克。加水1.5千克，煮沸1小时，日1剂，分3次服，7剂。下午及晚上有两次主动排气（近一周仅有的两次主动排气）。6月17日复查血生化，提示除γ-谷氨酰转肽酶和碱性磷酸酶偏高，其余指标均有好转。6月19日，改为口服汤药，间服大柴胡汤。

2018年6月23日五诊：再次复查血生化，除碱性磷酸酶外，其余指标均有好转。治疗拟方如下：茵陈30克，白术30克，茯苓45克，败酱草30克，薏苡仁45克，制附子15克，大黄30克，牡丹皮30克，玄明粉10克，虎杖20克，熟地黄45克，木瓜30克，山萸肉30克，肉苁蓉30克，巴戟肉30克，红参30克。加水1.5千克，煮沸1小时，日1剂，分3次服，3剂。服后腹胀痛，诸症仍然逐渐加重。6月28日查腹部B超提示有腹水（图82）。医生结合入院时的核磁影像分析认为，发展没有想象中的快，唯有腹腔积液此前没有，因此要限水、限盐，并将今后的输液全部换成片剂，第二天复查肝功能。

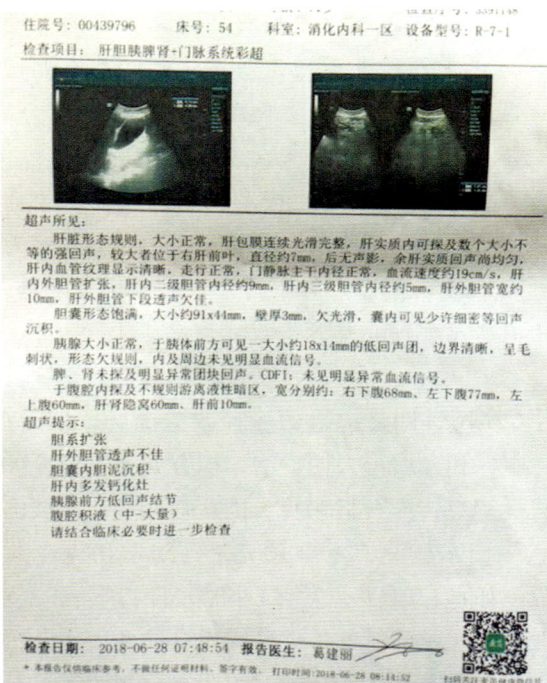

图82

2018年6月29日六诊：面色晦暗，舌淡红，腹水胀痛，脉弦大紧，无有冲和之象。此为三焦相混，治疗如下。

处方1：半夏90克，砂仁10克，茯苓45克，泽泻45克，巴戟肉30克，肉苁蓉30克，胆南星10克，白术30克，生龙骨30克，磁石30克，山萸肉30克，制附子20克，车前子30克。加水2.5千克，煮沸2小时，日1剂，分3次服，7剂。与前方轮服。

处方2：固本散，15克/日，分3次，温水冲服，可少量多次。

处方3：消蛊散1克，待情况稳定服用。

2018年6月30日复查血生化，胆指标已趋于正常，肝指标高居不下，营养指标偏低。服药后，7月1日傍晚至7月2日凌晨先后便溏两次，量不多。7月2日9：30服1克消蛊散后，于10：30、10：50、13：30先后3次腹泻，前两次大便量大、恶臭，尤其是第2次量最大，自觉排出的溏便"烤屁股"，最后1次腹泻已恢复日常状态，量不大。除止痛片外，其他药均暂停。7月7日复查血生化，各项结果都在全面好转，原来一直居高不下的两项肝指标也开始回落了。因小便不通导致腹胀加剧。早上8时许按导水丸的方子（牵牛子、大黄、黄芩各10克）去药店买了3剂。9：30服第1剂（药量严格控制在小半碗左右），至13时许，大便一次、量大，小便量略有增加。15时许再次如厕，但小便量仍不理想。随后服第2剂，至19：30左右第3次如厕，顺利排小便200ml。

2018年7月8日七诊：除固本散、西黄丸外，继续服用导水汤，每剂总量控制在150ml左右。早上9时许服第1剂，14时许服第2剂，20时许服第3剂，期间排便4~5次，量不大，但小便量依然很少，每次不足50ml。进食依然困难。食欲差，稍有进食或汤药则容易引发呕吐。当日从早到晚先后吐了3次。测腹围105cm左右。嘱守方1周。

2018年7月18日八诊：7月14日复查血生化，各项指标进一步好转。但仍存在以下几个问题：（1）纳差、呕逆频发：每日进食几乎难以保证。（2）腹水、小便量变化不大：今日测腹围仍为103cm。每日排便后腹胀感会明显减轻，腹部摸起来也变得柔软，但有时仅是喝几口水也会立刻感觉腹胀。小便量较前略有增加，但每日总量依旧为几百毫升（可能相当一部分水分随大便排出）。（3）仍有腹痛：主要有胀痛、绞痛、游痛三种。每日排便前多有胀痛和绞痛；第一次排便后，胀痛会有所缓解，但仍有胀痛和绞痛；每日完全排便后，胀痛会暂时缓解，但多有绞痛和游痛。目前每日依靠服用止痛片（长效缓释片，每日2片；速效止痛片，每5~6小时服用1片）维持治疗。
（4）其他症状：治疗期间出现过1次头晕，怀疑是服用长效缓释止痛片的不良反应（每次1粒）。另外，在睡眠状态时，发生过数次胸闷（自述喘不过气来）或心中烦热（多伴有颈部、背部、肩部出汗）而惊醒的情况，坐起后半个小时左右方能缓解。近几日明显感觉浑身虚弱无力，走路腿无力，蹲下后自己站不起来。每日监测血压与心率，血压基本正常［（100~120）/（80~90）mmHg］，唯有7月17日和7月18日各有1次明显偏低（80/70mmHg）；心率多在每分钟90多次，但近几日明显偏高（100~109次/分）。服药原则：一是将每剂汤药的量严格控制在一小碗以内，尽量减少服药困难；二是能口服就尽量不灌肠；三是每天尽量早服药，每隔2小时服用1次（包括冲服固本散），以确保每日3次服完1剂汤药。照此服药后，近几日每天的排便情况：第1次服药后3~5小时会第1次排便，大便多呈水样便、味极臭、量极大；之后每隔2~3小时，会相继第2次、第3次排便，大便略稠、量减半；偶尔也会有第4次排便，但量已经很小了。告知患者脉象、进食没有好转，仅血生化指标好转，不代表病情向好，要做好最坏的心理准备。嘱守方2周。

7月21日再次复查血生化，肝胆指标仍在好转，除了已经正常的指标外，直接胆红素、γ-谷氨酰转肽酶继续回落，碱性磷酸酶略有小幅回升；营养指标中，肌酐保持正常，白蛋白仍在下降。

2018年7月28日九诊：复查血生化，多次结果主要指标对比见表1。诊为胃气虚衰不降，虽然指标在好转，不足为喜。嘱其尽量多服固本散；条件允许的情况下，可加汤剂，拟方如下：党参90克，白术45克，生麦芽60克，代赭石30克，半夏45克，砂仁10克。煮沸30分钟，日1剂，分3次服。

表1 多次血生化结果主要指标对比

检查时间（2018年）	5月27日	6月3日	6月10日	6月17日	6月23日	6月29日	7月7日	7月14日	7月21日	7月28日
丙氨酸氨基转移酶（10~44 IU/L）	175IU/L	147IU/L	134IU/L	71IU/L	57IU/L	40IU/L	16IU/L	14IU/L	13IU/L	15IU/L
总胆红素（3.4~20.5μmol/L）	105.1μmol/L	76.5μmol/L	75.7μmol/L	44.2μmol/L	33.9μmol/L	29.5μmol/L	23.4μmol/L	18.1μmol/L	15.1μmol/L	12.6μmol/L
直接胆红素（0~6.8μmol/L）	99.2μmol/L	71.5μmol/L	72.7μmol/L	40μmol/L	29.6μmol/L	23.2μmol/L	19.3μmol/L	14.8μmol/L	10.4μmol/L	10.0μmol/L
γ-谷氨酰转肽酶（16~74 IU/L）	489IU/L	598IU/L	512IU/L	752IU/L	647IU/L	670IU/L	480IU/L	355IU/L	252IU/L	148IU/L
碱性磷酸酶（40~150 IU/L）	268IU/L	324IU/L	295IU/L	386IU/L	448IU/L	479IU/L	371IU/L	317IU/L	335IU/L	218IU/L
谷草转氨酶（10~44 IU/L）	149IU/L	135IU/L	126IU/L	71IU/L	69IU/L	63IU/L	31IU/L	32IU/L	37IU/L	29IU/L
胆汁酸（0~12μmol/L）	57.8μmol/L	6.9μmol/L	15μmol/L	2.1μmol/L	2.6μmol/L	4.5μmol/L	1.9μmol/L	1.0μmol/L	6.9μmol/L	1.6μmol/L
白蛋白（40~55 g/L）	35.8g/L	35.6g/L	32.5g/L	34.8g/L	32.9g/L	28.9g/L	32.6g/L	33.2g/L	29.4g/L	27.3g/L
肌酐（50~104μmol/L）	48.9μmol/L	45.0μmol/L	46.4μmol/L	44.9μmol/L	44.1μmol/L	46.9μmol/L	49.5μmol/L	53.3μmol/L	60.2μmol/L	73.6μmol/L

7月30日至7月31日，胃痛加剧，出现头部震颤现象（与胃痛同步）。夜间改用小口呷服，呕逆现象似有所缓解。医院强行开出院证明，催促出院。8月7日行艾灸治疗（灸神阙穴），大便溏薄、量多。

按：该患者后天胃气与先天肾气两本败坏，已回天无力。虽然患者的西医检查指标在逐渐好转，但其已不能纳食、大便不通，表明胃气败坏，终是不治之证，预后不祥。中医治病，辨证论治，明言"有胃气则生，无胃气则死"，临床上也遇到不少虽西医检查指标多数异常，但胃气未绝仍有生机的情况，因此不能以西医指标作为治疗疾病的绝对标准。

胰腺癌

——三焦不通，霹雳手段荡涤邪气

患者张某，女，19岁，山东聊城人。

2021年5月1日初诊：去年体检诊断为胰腺癌，未行手术治疗，后背拘紧，腰困，心烦易怒，情绪波动大，纳可，长期熬夜。2019年行阑尾炎切除手术，大便日行1次、干燥。刻下症见肿瘤直径约4.8cm，目暗，舌淡紫，脉关尺沉濡而紧。治疗拟方如下：柴胡30克，枳实10克，厚朴10克，大黄30克（后5分钟下），桃仁30克，牡丹皮10克，炮姜30克，制附子30克，桂枝15克，砂仁10克，巴戟肉30克，肉苁蓉30克。加水2.5千克，煮沸2小时，日1剂，分3次服，7剂。

2021年5月8日二诊：服前方7剂后，大便日行3次、呈黑色溏便。肠鸣，纳眠可。昨日大便1次，面色转润，舌淡红、苔白腻，心情好转，脉两关尺仍濡弱滞。治疗拟方如下：柴胡15克，枳实10克，厚朴10克，大黄30克，炙甘草20克，桃仁30克，牡丹皮10克，炮姜30克，制附子30克，桂枝15克，砂仁10克，巴戟肉30克，肉苁蓉30克（图83）。加水2.5千克，煮沸2小时，日1剂，分3次服，14剂。5月23日又守方7剂。

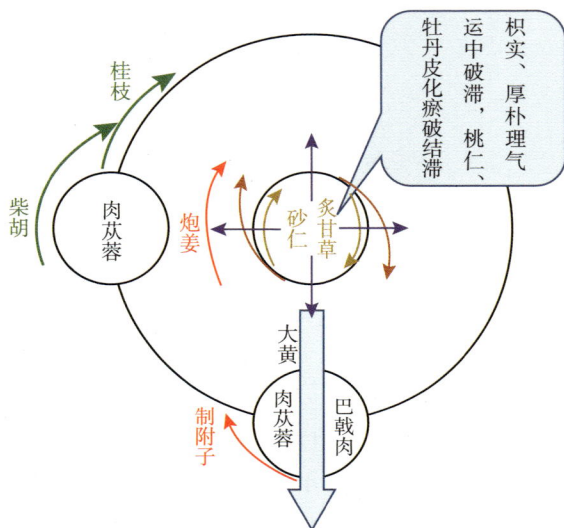

图83

2021年5月30日三诊：服5月8日方21剂，无便溏，无明显不适，目偏暗，舌淡、偏淡紫，脉右关偏濡。治疗拟方如下：柴胡15克，枳实6克，厚朴6克，大黄15克，炙甘草30克，桃仁30克，炮姜20克，制附子20克，红参30克，巴戟肉30克，砂仁10克，肉苁蓉20克。加水2.5千克，煮沸2小时，日1剂，分3次服，30剂。服完未再诊，无明显不适。

按： 胰腺癌发病往往凶险迅猛，而其症状多见于三焦不通，腹胀疼痛、大小便不通等急危重症。

六腑传化物而不藏，务必要畅通。临床上如胰腺炎等，多由暴饮暴食引起，或者饮食不节所致。本例胰腺癌患者有阑尾炎切除史（临床上常见到胰腺炎患者有阑尾炎手术史），"目暗，舌淡紫，脉关尺沉濡而紧"，其病机应是寒邪入侵肠胃之腑，引起阑尾炎。手术后，邪气仍在，伏于胰腺，致寒凝三焦，脉濡而紧。大便干，仍有不畅之意。治以大柴胡汤，荡涤邪气，"服7剂，大便日行3次、呈黑色溏便，肠鸣，纳眠可，昨日大便1次，面色转润"。

有邪入侵于里，必雷霆之法，荡涤邪气。三焦为枢纽，是遍布内外表里的交通渠道。三焦腑是有名而无形，是"空"的（空旷的街衢）。三焦是通道街衢，畅达上中下、内外、表里。若三焦不能行使"枢"的功能，则病。正所谓"三焦不归其部，上焦不归者，噫而酢吞；中焦不归者，不能消谷引食；下焦不归者，则遗溲"，"三焦相混，内外不通。上焦怫郁，脏气相熏，口烂食断也；中焦不治，胃气上冲，脾气不转，胃中为浊"。

治六腑，以通为补。大柴胡汤荡涤邪气，邪去正自安。服药至不腹泻，邪气尽出，病愈。

食管癌

——顾护胃气、降胃

患者田某，男，58岁，河南焦作沁阳人。

2017年10月4日初诊：食物下咽则上脘痛、噎1月余，至医院就诊，诊为食管癌。有哮喘3~4年病史，加重1年。刻下症见大便正常，面色暗、明堂褐斑，目暗，唇紫。每日子时（23时至1时）醒。舌紫，有瘀斑、齿痕，舌下瘀络；脉枯，两寸如无，右关弦细枯涩，左关弦，两尺枯涩，左尺稍有，尺肤陷下。此为元气胃气虚惫，治应先降胃气，固护两本，拟方如下：野黄精30克，怀山药30克，半夏30克，代赭石15克，党参60克，白术30克，炙甘草15克，茯苓20克，熟地黄30克，鹿角胶10克，三七粉10克（冲服），白芥子15克（炒研），炙紫菀30克，炙款冬花15克，制附子10克，砂仁15克，赤芍15克（图84）。加水2千克，煮沸90分钟，日1剂，分3次服，14剂。2021年患者因复发哮喘来诊，才得知其服前方1个月，体重渐增，能食，渐渐痊愈，至今一如常人。

按：该患者为元气胃气虚惫，治应先降胃气，固护两本。若服药后食纳增加，后天胃气恢复，能够渐渐化生元气，则先天后天得固，才能病愈。临床上，胃癌、食管癌多是后天之本败坏，不可治者多。无胃气则死，有胃气则生。

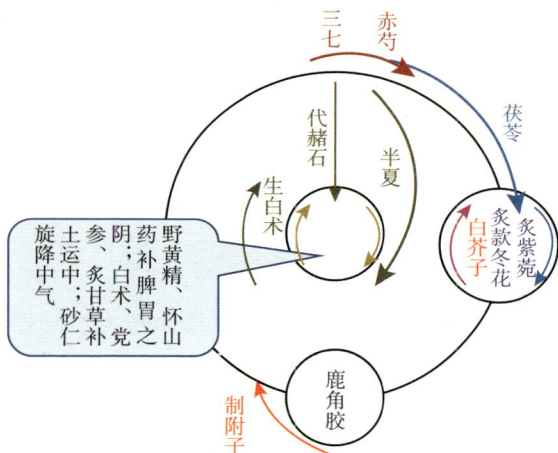

图84

2021年4月3日二诊：动则喘，气管炎多年，渐渐加重。刻下症见目暗，唇紫，纳眠可，舌淡紫中裂，脉右寸微细欲绝，关浮弱，尺弱甚，左关弦，端直以长，尺尚有力，寸弱。此为肺肾虚不能纳气。治疗如下。

处方1：固本散。

处方2：炙黄芪60克，半夏20克，辽五味子15克，壳白果20克，生龙骨15克，牡蛎30克，磁石30克，怀山药30克，制附子6克，红参30克，菟丝子30克，补骨脂30克，熟地黄30克，山萸肉30克。加水2.5千克，煮沸2小时，日1剂，分3次服，30剂。

肺癌术后

——元气虚、眩晕

患者李某，男，66岁，河北唐山人。

2015年3月22日初诊：2014年11月诊断为右肺癌，行手术切除。此后眩晕数次，眠差，心悸动。刻下症见乏力，纳可，干咳月余，面浮赤，唇淡紫，舌胖淡紫，脉劲搏指，两寸弦斜上，左甚。有高血压（服降压药治疗，血压150/70mmHg）、2型糖尿病（胰岛素治疗4~5个月）病史。治疗拟方如下：赤芍20克，川芎20克，桃仁30克，红花15克，生黄芪120克，辽五味子30克，炒麻黄10克，九制熟地黄45克，菟丝子30克，壳白果20克，西洋参20克（图85）。加水1.5千克，煮沸1小时，日1剂，分3次服，14剂。

2015年4月12日二诊：无干咳，胸部不适好转，眩晕未作，血压（130~140）/70mmHg，仍六脉浮、寸上，精神好转，面仍浮赤，畏热。治疗拟方如下：西洋参20克，金石30克，辽五味子20克，茯苓30克，炮姜10克，玄参30克，浙贝母30克，牡蛎30克，炒白术20克，半夏30克，炙紫菀、款冬花各20克，菟丝子30克，沙苑子30克，炙甘草30克（图86）。加水煮沸1小时，日1剂，分3次服，30剂。

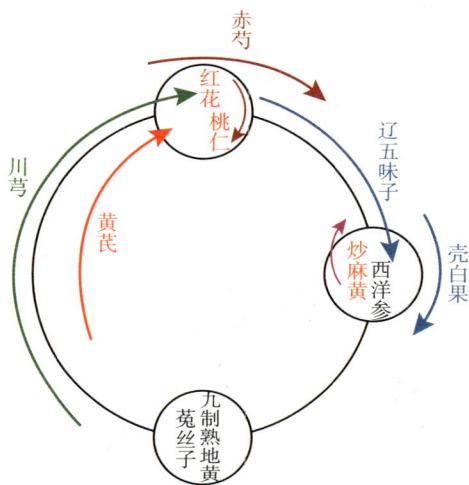

图85

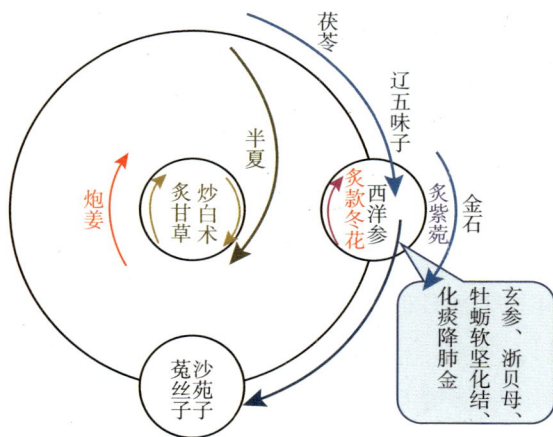

图86

2015年5月17日 三诊：血糖（约5mmol/L）、血压（约120/70mmHg）控制平稳，体力好转，脉尺转沉、寸上浮，舌淡赤胖、苔腻，眩晕发作1次。治疗拟方如下：辽五味子30克，赤芍30克，川芎30克，桃仁30克，红花15克，西洋参30克，壳白果20克，菟丝子30克，沙苑子30克，炒麻黄10克，九制熟地黄30克，野丹参30克，炙甘草15克，水蛭6克，金石10克（图87）。加水1.5千克，煮沸1小时，日1剂，分3次服，30剂。

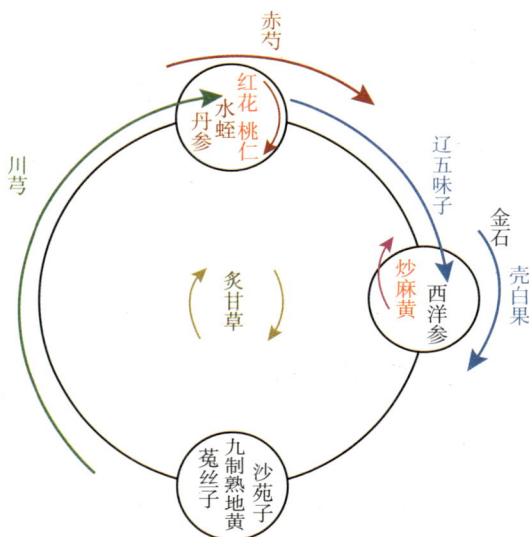

图87

　　2015年6月21日四诊：服前方后眩晕止，血糖、血压控制平稳，纳可，眠差，舌胖淡红、瘀减，脉仍浮寸大搏指。治疗拟方如下：西洋参30克，辽五味子30克，壳白果20克，龟甲20克，九制熟地黄30克，赤芍20克，桃仁30克，红花15克，菟丝子30克，沙苑子30克，金石20克，水蛭3克（图88）。加水1.5千克，煮沸1小时，日1剂，分3次服，30剂。

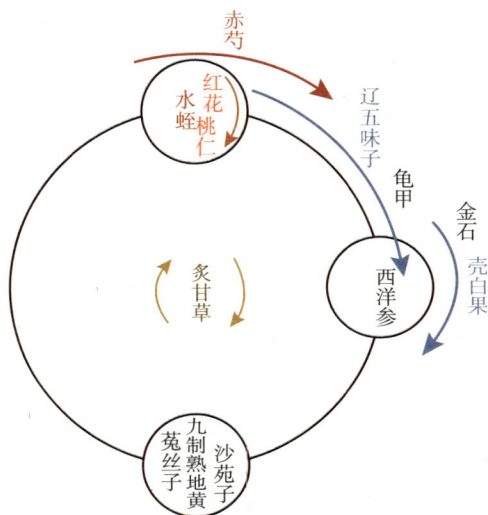

图88

2015年10月18日五诊：停药3月余，脉搏指偏劲，两寸弦细上，舌胖水滑，乏力，食纳佳。嘱守6月21方，改西洋参为生晒参，30剂。

2015年11月22日六诊：脉浮，两寸显大。治疗拟方如下：红参30克，山萸肉45克，紫参30克，金石20克，龟甲粉20克，九制熟地黄30克，赤芍30克，三七粉10克（冲服），菟丝子30克，半夏30克，白芥子15克（炒研），炒白术30克（图89）。加水2千克，煮沸90分钟，日1剂，分3次服，30剂。

2015年12月27日七诊：面色好转，舌淡红，脉右寸沉数，关浮偏弦，左寸弦斜上。治疗拟方如下：麻黄6克（7日），杏仁15克，浙贝母30克，半夏30克，禹白附30克，葛根30克，辽五味子30克，金石20克，白芥子15克（炒研），钟乳石30克，红参30克，九制熟地黄30克，炙甘草20克，砂仁15克。加水1.5千克，煮沸1小时，日1剂，分3次服，30剂。

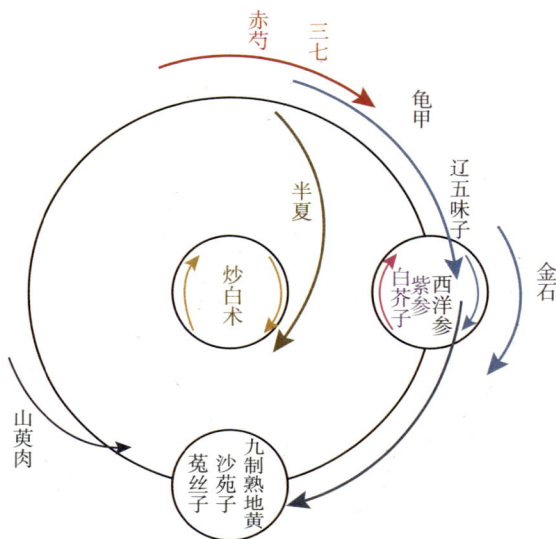

图89

2016年4月10日八诊：停药2个月，头晕，上庭晦暗，脉搏大，舌光红。治疗拟方如下：红参30克，山萸肉60克，炙甘草45克，生龙骨30克，生牡蛎30克，磁石30克，炮姜10克，辽五味子20克，半夏30克，砂仁10克，壳白果20克（图90）。加水1.5千克，煮沸1小时，日1剂，分3次服，21剂。

2016年5月8日九诊：4月16日头晕发作，至医院检查提示脑梗死、心室早搏，肺癌未见发展。此为元气虚惫。治疗拟方如下：生晒参30克，炙黄芪240克，赤芍30克，川芎30克，桃仁30克，红花30克，当归30克，地龙30克，三七粉15克（冲服），制附子20克，炙甘草30克，泽泻30克，山萸肉90克（图91）。加水3千克，煮沸2小时，日1剂，分3次服，7剂。

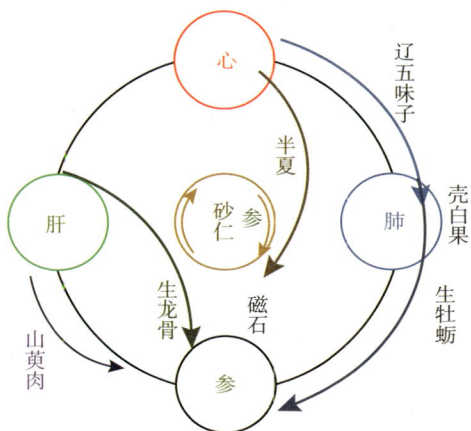

图90

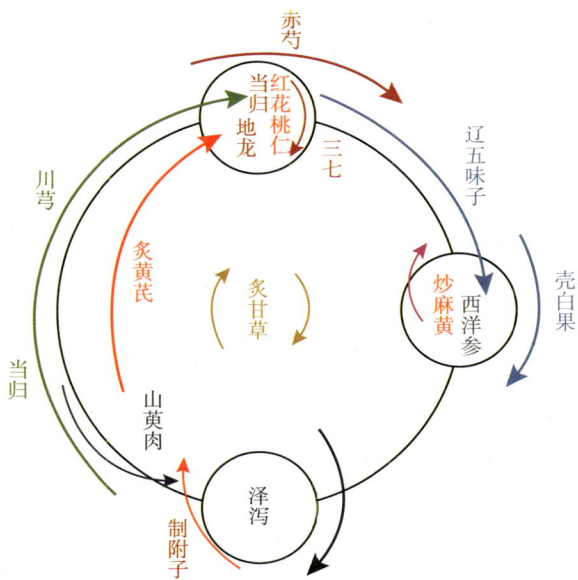

图91

2016年6月5日十诊：头晕，偶自汗，服5月8日方后血压升高，故停药。脉左寸弦涩、上大陵，右寸涩，舌淡。嘱5月8日方余4剂，加龙骨、牡蛎、磁石各30克，煮2小时，日1剂，分3次服；固本散，10克/日。

2019年4月20日十一诊：肺癌自2015年3月始，近两年余症情平稳，未发展，后中断诊治。刻下症见乏力，欲寐，腿抖，卧不安，输液后掌暗、足暗、面暗，舌淡，脉弦大，左寸劲、上大陵，两尺弱甚。此为肾水亏竭。治疗拟方如下：红参30克，山萸肉60克，炙甘草30克，生龙骨30克，牡蛎30克，磁石30克，炮姜10克，菟丝子30克，巴戟肉30克，木瓜20克，肉苁蓉20克，制附子10克，怀山药30克。加水2.5千克，煮沸2小时，日1剂，分3次服，30剂。

2019年5月19日十二诊：肺癌近两年余未见发展，另寻他处治疗，后复发，行化疗后症见左胸痛彻背，右肺上叶占位（大小4.8cm×5.8cm），不寐，面晦，舌淡胖、苔厚腻，脉浮迟大、尺尚有。治疗拟方如下：半夏30克，茯苓30克，杏仁10克，炙紫菀、款冬花各20克，牡蛎30克，玄参30克，浙贝母30克，紫参30克，桔梗20克，炙甘草15克，砂仁10克，巴戟肉30克，炮姜15克，红参30克。加水1.5千克，煮沸1小时，日1剂，分3次服，30剂。

2019年6月22日十三诊：左胸痛彻背，眠差，面晦暗，舌淡，脉两寸上，左甚，紧结，关尺迟，沉取有。治疗拟方如下：桔梗15克，白芥子10克（炒研），浙贝母30克，牡蛎30克，玄参30克，茯苓30克，紫参30克，南沙参30克，麻黄6克，辽五味子15克，半夏30克，胆南星30克，炮姜20克，巴戟肉30克，砂仁10克，炙甘草15克（图92）。加水1.5千克，煮沸1小时，日1剂，分3次服，30剂。

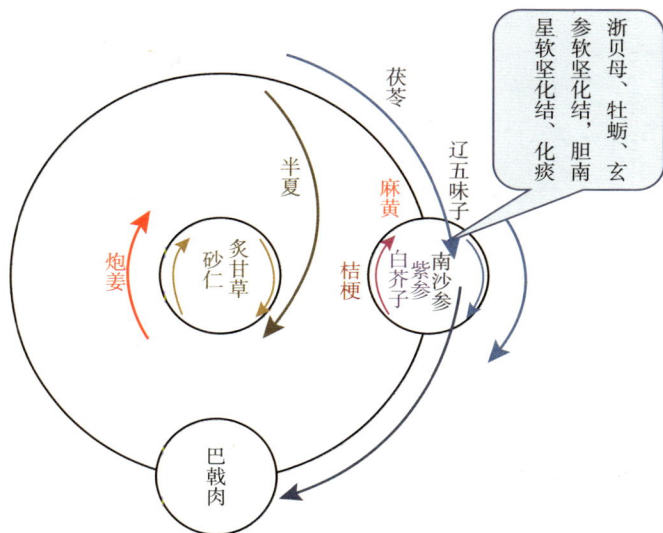

图92

按：该患者"面浮赤，脉劲搏指，两寸弦斜上，左甚脉"，脉弦、两寸上溢，为肝木化风冲克肺金，宗气泄越，故症见面浮赤、高血压。宗气泄越，中、下焦必不足，三羽虚馁，寒湿。

该患者起初眩晕，属于宗气泄越而虚，在上之气不足，而有脑梗死之虞，故补气化瘀，以五味子固其宗气，后降敛元气。

自2015年3月治疗至2016年6月，患者症情稳定，但寸脉没有复常，病没有痊愈。后中断治疗，又另寻别处治疗，后肺癌又复发，脉弦大，乃元气不敛。

肺癌（一）

——常年熬夜，肾气虚惫，表邪内陷

患者武某，男，28岁，河南洛阳人。

2018年5月19日初诊：2017年冬季出现外感咳嗽、痰中带血。2017年11月行肺部CT检查未见明显异常，服消炎止血西药治疗。2018年4月20日出现咯血，至医院检查诊为肺癌。刻下症见咳嗽，脉两尺几无、肤寒、寸紧。问之职业，为网店销售，长期熬夜。治疗拟方如下：麻黄15克，制附子20克，辽细辛15克，桂枝20克，赤芍20克，半夏30克，砂仁10克，炙紫菀、款冬花各20克，干姜30克，炙甘草20克，枸杞子30克，菟丝子30克，茯苓30克，巴戟肉30克，红参30克（图93）。加水2.5千克，煮沸2小时，日1剂，分3次服，14剂。

2018年6月2日二诊：服前方13剂，两手肺经、大肠经出红疹（图94），无胸背痛，口服靶向药物治疗，无咯血，脉右寸仍紧、左关尺弱甚。治疗拟方如下：半夏30克，砂仁10克，炒白术30克，茯苓30克，炙紫菀、款冬花各20克，壳白果20克，辽五味子10克，枸杞子30克，红参30克，菟丝子30克，肉苁蓉30克，制附子30克，白芥子15克（炒），炙甘草30克（图95）。煮法同前，30剂，与前方间服。2018年6月29日电话告知，两日前至医院复查胸部CT，较前相比肺部占位缩小一半，患者甚是高兴。

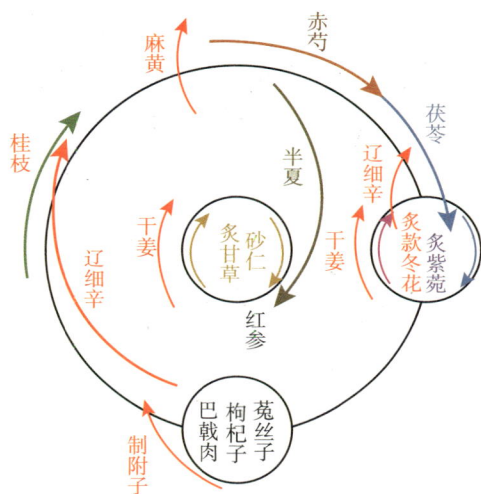

图93

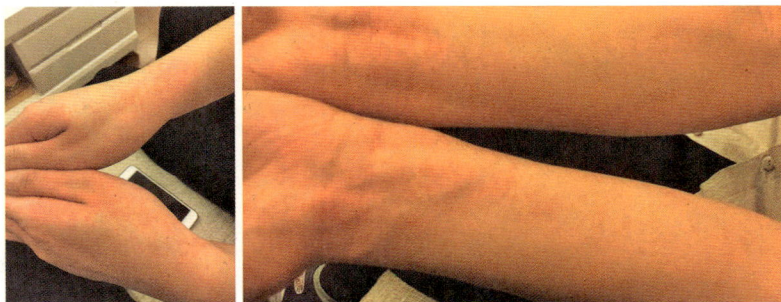

图94

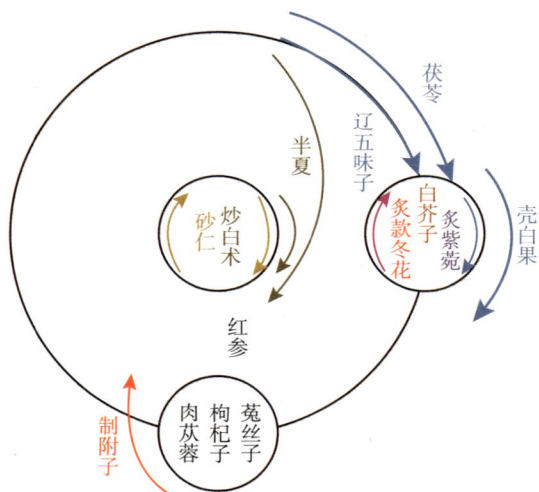

图95

按：该患者为初外感寒邪，误治致表邪内陷，入肺成寒积；长期熬夜耗伤肾中先天元气，故两尺几不可见。故治以温化寒凝，宣散肺中寒邪，补固肾气。服药后，伏邪出表，而发痒疹，此为佳兆。西医检查提示病灶缩小，向愈。

肺癌（二）

——肺金不降，痰郁阻络

患者李某，男，42岁，吉林长春人。

2020年5月1日初诊：患有肺癌（相关检查结果见图97），肝功能偏高（谷丙转氨酶：88U/L，谷草转氨酶：55U/L）。刻下症见纳眠佳，舌淡红，面色白，唇淡紫。自2019年12月初遵医嘱，素食至今，脉两寸弦斜上，右寸弱，尚有神，左关濡弱，尺弱。治疗拟方如下：熟地黄30克，山萸肉30克，红参30克，龙骨15克，牡蛎30克，肉苁蓉30克，木瓜30克，白芥子10克（炒研），半夏30克，白术20克，砂仁10克，怀山药30克，巴戟肉30克（图98）。加水1.5千克，煮沸1小时，日1剂，分3次服，30剂。

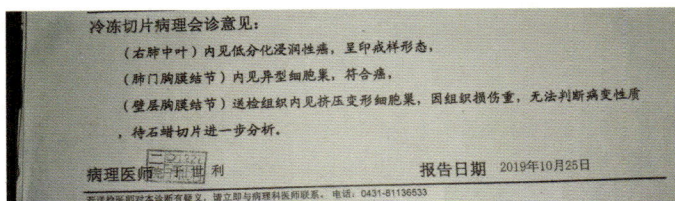

冷冻切片病理会诊意见：

（右肺中叶）内见低分化浸润性癌，呈印戒样形态，

（肺门胸膜结节）内见异型细胞巢，符合癌。

（壁层胸膜结节）送检组织内见挤压变形细胞巢，因组织损伤重，无法判断病变性质，

待石蜡切片进一步分析。

病理医师 王世利　　　　　报告日期　2019年10月25日

若送检医师对本诊断有疑义，请立即与病理科医师联系。电话：0431-81136533

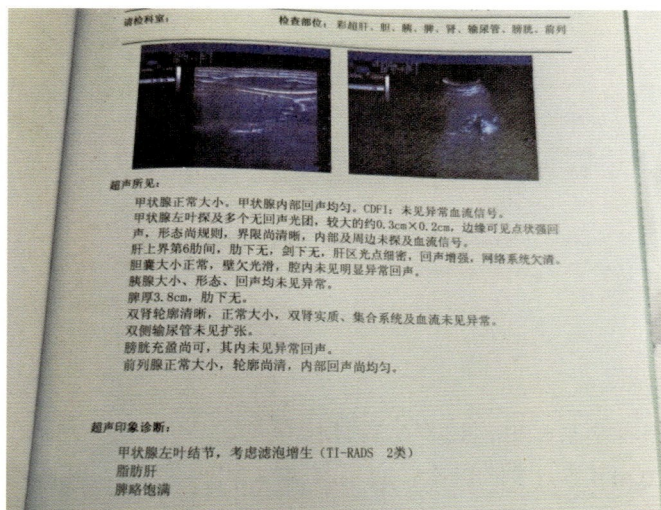

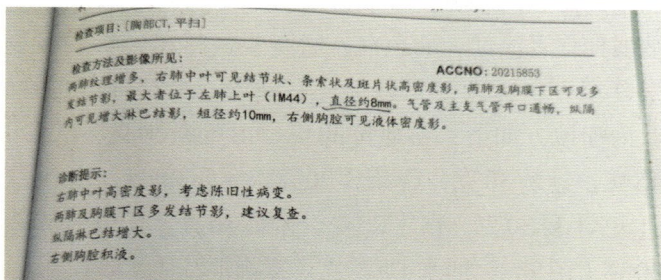

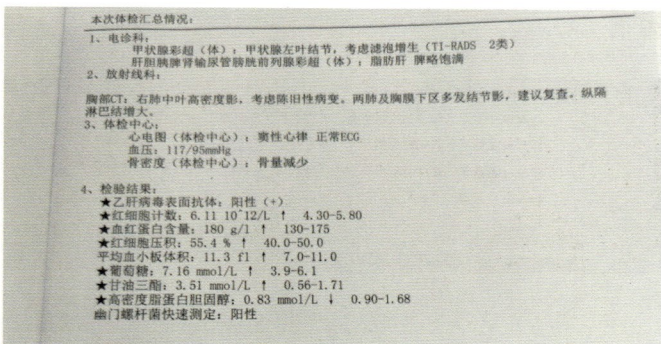

请检科室：

检查部位：彩超肝、胆、胰、脾、肾、输尿管、膀胱、前列

超声所见：

甲状腺正常大小，甲状腺内部回声均匀。CDFI：未见异常血流信号。

甲状腺左叶探及多个无回声光团，较大的0.3cm×0.2cm，边缘可见点状强回声，形态尚规则，界限尚清晰，内部及周边未探及血流信号。

肝上界第6肋间，肋下无，剑下无，肝区光点稍密，回声增强，网络系统欠清。

胆囊大小正常，壁欠光滑，腔内未见明显异常回声。

胰腺大小、形态、回声均未见异常。

脾厚3.8cm，肋下无。

双肾轮廓清晰，正常大小，双肾实质、集合系统及血流未见异常。

双侧输尿管未见扩张。

膀胱充盈尚可，其内未见异常回声。

前列腺正常大小，轮廓尚清，内部回声尚均匀。

超声印象诊断：

甲状腺左叶结节，考虑滤泡增生（TI-RADS 2类）

脂肪肝

脾略饱满

检查项目：[胸部CT，平扫]

检查方法及影像所见：

两肺纹理增多，右肺中叶可见结节状、条索状及斑片状高密度影，两肺及胸膜下区可见多个小结节，最大者位于左肺上叶（IM44），直径约8mm，气管及主支气管开口通畅，纵隔内可见增大淋巴结影，组径约10mm，右侧胸腔可见液体密度影。

诊断提示：

右肺中叶高密度影，考虑陈旧性病变。

两肺及胸膜下区多发结节影，建议复查。

纵隔淋巴结增大。

右侧胸腔积液。

ACCNO: 20215853

本次体检汇总情况：

1、电诊科：
甲状腺彩超（体）：甲状腺左叶结节，考虑滤泡增生（TI-RADS 2类）
肝胆胰脾肾输尿管膀胱前列腺彩超（体）：脂肪肝 脾略饱满

2、放射线科：
胸部CT：右肺中叶高密度影，考虑陈旧性病变。两肺及胸膜下区多发结节影，建议复查。纵隔淋巴结增大。

3、体检中心：
心电图（体检中心）：窦性心律 正常ECG
血压：117/95mmHg
骨密度（体检中心）：骨量减少

4、检验结果：
★乙肝病毒表面抗体 阳性（+）
★红细胞计数 6.11 10^12/L ↑ 4.30-5.80
★血红蛋白含量 180 g/l ↑ 130-175
★红细胞压积 55.4 % ↑ 40.0-50.0
平均血小板体积 11.3 fl ↑ 7.0-11.0
★葡萄糖 7.16 mmol/L ↑ 3.9-6.1
★甘油三酯 3.51 mmol/L ↑ 0.56-1.71
★高密度脂蛋白胆固醇 0.83 mmol/L ↓ 0.90-1.68
幽门螺杆菌快速测定 阳性

图97

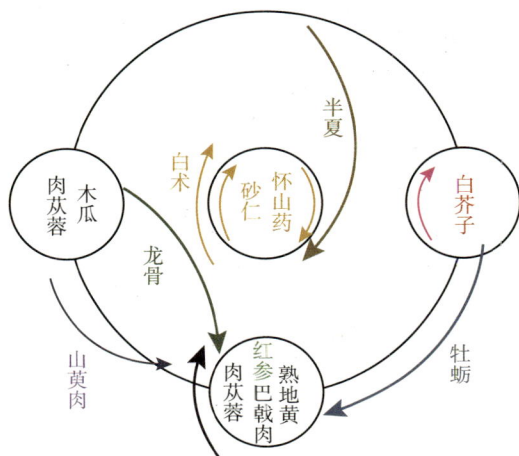

图98

2021年1月2日二诊：检查提示左上肺叶见一结节（直径约8mm），两肺及胸膜下区多发结节，其余指标正常。面色黄白，唇紫，舌淡红薄白，脉右寸斜上，关尺偏浮，左寸弦斜上弱，关尺偏浮。治疗拟方如下：金石20克，紫参20克，浙贝母20克，牡蛎30克，熟地黄30克，白芥子10克（炒研），葶苈子10克，半夏30克，胆南星10克，禹白附20克，代赭石10克，砂仁10克，沙苑子30克，补骨脂30克，红参30克（图99）。加水1.5千克，煮沸1小时，日1剂，分3次服，30剂。

2021年2月3日三诊：电话诊疗，予阳和汤，拟方如下：熟地黄30克，鹿角霜30克，姜炭15克，肉桂3克，麻黄10克，白芥子10克（炒研），炙甘草10克，红参30克（图100）。

2021年4月19日四诊：自述无明显不适，面色偏黄暗，舌淡红胖、有齿痕，脉偏弱，右寸弦斜上韧。嘱守2月3日方，加消瘰丸2丸/日，30剂。

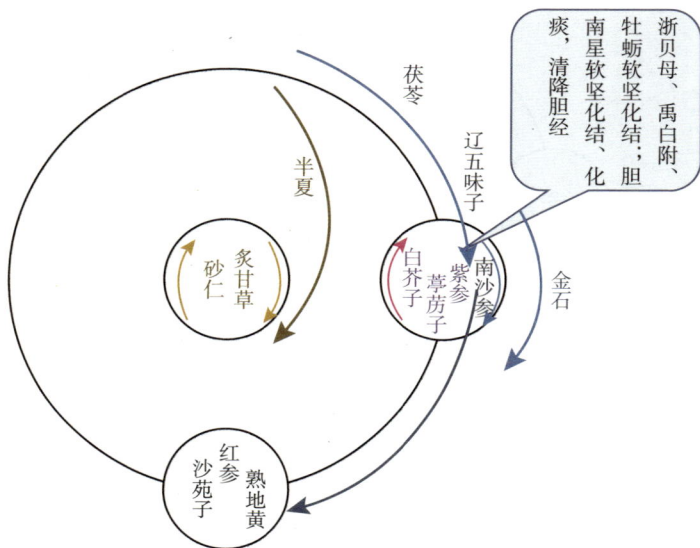

图99

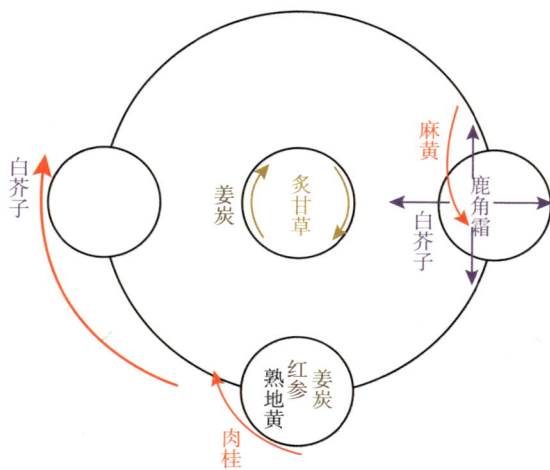

图100

2021年8月4日五诊：服4月19日方3个月，精神体力均佳，无明显不适，面色明，舌淡红、苔薄白，脉缓和、左寸弦斜上、右尺弱。治疗予加味消瘰丸，3丸/日，30剂。医院医生知其服中药，嘱其每年体检1次。2021年10月随访，患者健康状况良好。

按： 该患者曾于2019年12月就诊过一次，诊脉左关弦滞，询知多由情志郁结所致，遂开导其打开心结。服药后，身体状况渐渐好转。此次初诊（2020年5月1日），右寸脉有神。

五脏六腑不仅仅是形质，其内有神，肺如同相傅，肺中之神即是宰相。肺癌之病，有相傅敝坏者，可以修葺；亦有宰相不在，神去难瘳。现在很多肺肿瘤与神有关，如喷洒农药而不加防护（除草剂之毒），毒杀肺之魄亦未可知，望引起重视。

肺癌（三）

——肺络瘀阻

患者杨某，男，75岁，山西长治人。

2020年11月28日初诊：2019年咳痰量多、痰中带血2个月，诊为肺癌。糖尿病病史10余年（服西药治疗，具体用药不详），10余年前曾出现脑梗死，5年前因胆结石而行胆囊全切术。刻下症见面色浮赤，鼻准有瘀络紫，纳可，二便调，咳痰、有痰鸣音，舌淡紫、苔黄厚腻，脉两寸弱，左关濡，尺尚有，右寸不任重取。诊为脉络瘀阻，治疗如下。

处方1：半夏30克，胆南星10克，辽细辛6克，炙紫菀、款冬花各20克，壳白果20克，浙贝母30克，葶苈子15克，桔梗10克，辽五味子10克，麻黄6克，白芥子10克（炒研），熟地黄30克，砂仁10克，炙黄芪60克，红参30克，三七粉10克（冲服），补骨脂30克（图101）。加水1.5千克，煮沸1小时，日1剂，分3次服，30剂。

处方2：固本散、活血化瘀丸。

2021年3月21日二诊：面色好转，舌淡红、苔白腻。服前方1周，痰少咳减。后症状稳定，未再恶化，检查提示胸水增多、肺部病灶增大。纳眠可，脉右寸弦，数斜上，左寸弱，关尚缓弱，左尺尚沉，右尺涩弱。治疗如下。

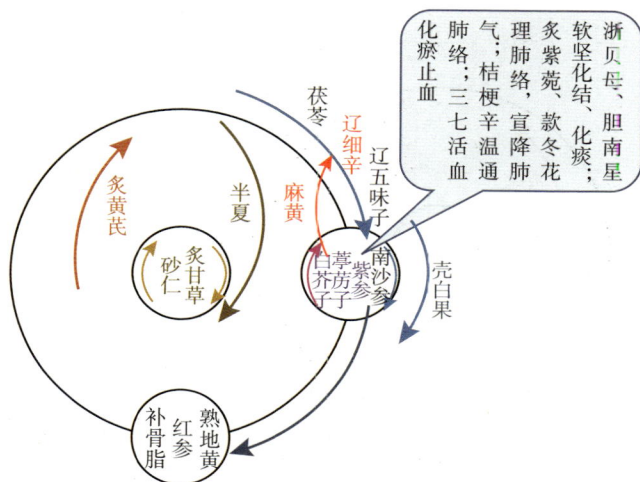

图101

处方1：固本散。

处方2：半夏30克，胆南星30克，禹白附30克，炙紫菀、款冬花各20克，麻黄6克，白芥子10克（炒研），葶苈子15克，桔梗20克，紫参30克，壳白果20克，炮姜20克，制附子10克，芦根30克，茯苓45克，红参30克，黄芪60克（图102）。加水2千克，煮沸90分钟，日1剂，分3次服，21剂。

2021年4月24日三诊：停药半个月，痰多，有2次痰中带血，平卧则痰鸣，眠可，食少，面浮赤，鼻准有紫络，唇淡紫，舌胖淡紫，脉右寸数斜上，余弱，两尺尚有。治疗如下。

处方1：固本散。

处方2：金石20克，半夏30克，胆南星10克，炙紫菀、款冬花各30克，麻黄6克，杏仁15克，白芥子10克（炒研），紫苏子10克（炒研），葶苈子10克，紫参30克，炮姜10克，制附子10克，辽五味子10克，红参30克。加水1.5千克，煮沸1小时，日1剂，分3次服，服7日间隔3日，21剂。

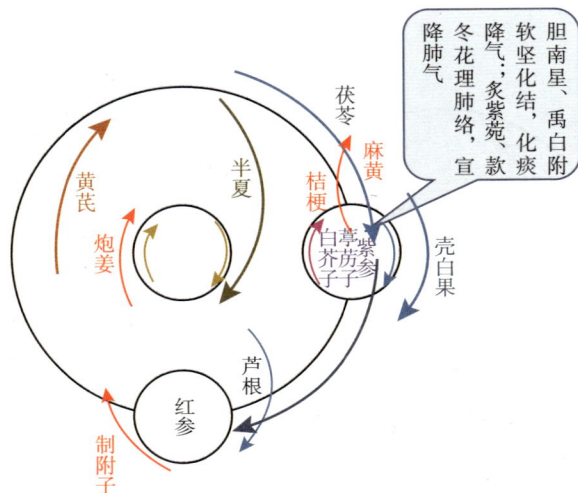

图 102

2021年5月29日四诊：痰减少，无痰中带血，面色红，鼻准有紫络，唇淡紫，舌淡紫、苔白腻厚，脉较前有力，右寸有数斜上。治疗如下。

处方1：固本散。

处方2：金石20克，百合30克，赤芍10克，天冬10克，胆南星10克，炙紫菀、款冬花各30克，麻黄6克，杏仁10克，桃仁20克，白芥子10克（炒研），葶苈子10克，紫参30克，炮姜10克，制附子10克，辽五味子10克，红参30克，黑豆30克（图103）。加水1.5千克，煮沸1小时，日1剂，分3次服，30剂。

2021年6月26日五诊：服5月29日方得汗，偶有咳嗽、痰中带血，精神体力好转，面赤，鼻准赤络明显减轻，舌红、苔厚腻，脉尚有力，右寸数减，两尺有。治疗如下。

处方1：固本散。

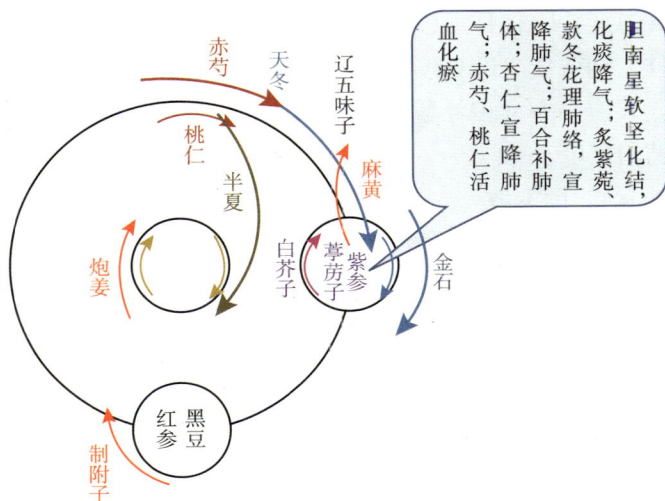

图 103

处方 2：金石 20 克，百合 30 克，天冬 10 克，胆南星 10 克，
炙紫菀、款冬花各 30 克，壳白果 20 克，杏仁 10 克，桃仁 20 克，葶
苈子 10 克，辽五味子 10 克，生晒参 30 克，黑豆 30 克，仙鹤草 20 克
（图 104）。加水 1.5 千克，煮沸 1 小时，日 1 剂，分 3 次服，30 剂。

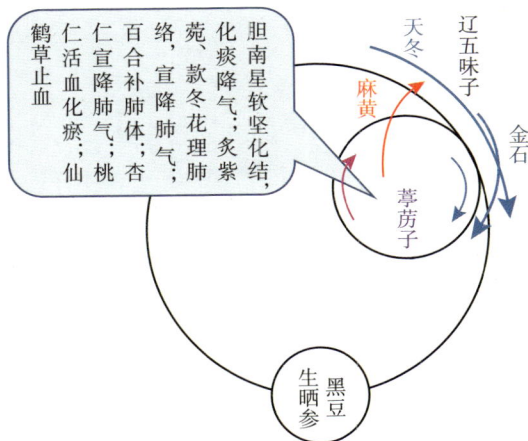

图 104

2021年7月31日六诊：面色明、浮赤，鼻准有赤络，舌红，精神佳，纳眠佳。近1个月内有2次发热，咳痰、痰中带血，脉缓和，尺有，右寸偏浮数。治疗如下。目前患者状态良好，仍在服药治疗中。

处方1：固本散。

处方2：金石20克，百合30克，天冬10克，胆南星10克，赤芍10克，射干10克，紫参30克，炙紫菀、款冬花各20克，杏仁10克，桃仁20克，柏子仁20克，葶苈子10克，生晒参30克，黑豆30克，辽五味子10克。加水1.5千克，煮沸1小时，日1剂，分3次服，30剂。

按：该患者鼻准赤络，表明肺有瘀，故治以固护肺金，使之敛降，兼宣散肺中邪气、活血化瘀。经治疗1年后，患者病情稳定。

肺癌胸水

——自身水液气化不能恢复

患者，男，辽宁人。

2018年5月5日初诊：2年前因外感出现胸痛，至医院检查，诊为肺癌。有肺积水、左肺不张，左侧胸痛，喘闷不堪，咳痰、不易咳出，纳可，大便难，舌淡，脉右寸浮之紧细，两关尺细，沉之尚有。治疗如下。

处方1：半夏30克，砂仁15克，正北黄芪120克，辽细辛20克，桂枝30克，炙紫菀、款冬花各20克，干姜30克，赤芍30克，炙甘草30克，辽五味子10克，茯苓30克，猪苓30克，车前子30克，泽泻30克，制附子30克（图96）。加水煮沸2小时，日1剂，分3次服，7剂。

处方2：温金散（主药为三物白散）1克/日，冲服。

2018年5月18日二诊：5月17日服温金散1克，夜晚泄泻20余次，隔日服温金散0.5克，腹泻3次。前日服温金散1克，排便2次。刻下症见胸闷未加重，纳可，体力如前，足肿至胫，头面肿消，舌淡，脉数减。嘱守5月5日方，加椒目20克、葶苈子20克、防己15克、薤白10克，改正北黄芪为180克，7剂。

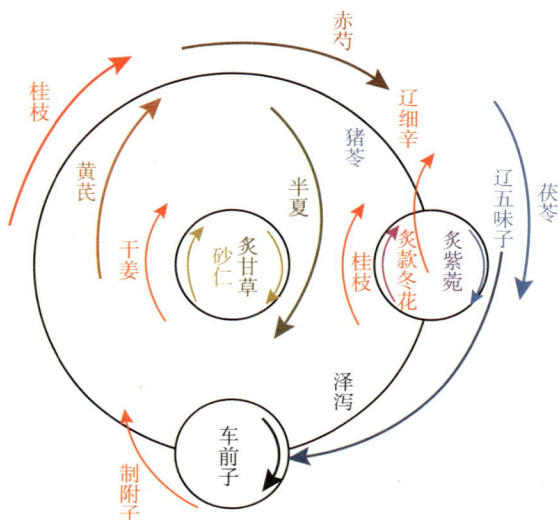

图 96

2018年5月24日三诊：服温金散6日，每日腹泻4次。基本无左胁下积水，胫肿消，脉虚数、寸脉不满。治疗拟方如下：正北黄芪120克，红参30克，炮姜30克，炙甘草30克，制附子30克，生龙骨30克，磁石30克，茯苓60克，泽泻45克，车前子30克，猪苓30克，山萸肉45克，枸杞子30克，菟丝子30克，半夏30克，炒白术30克，葶苈子15克。加水2.5千克，煮沸3小时，日1剂，分3次服，7剂。

2018年5月31日四诊：服前方6日，仍有肺部积水，精神如前，脉尚有神。嘱守方7日，加温金散。

按：自初次温金散服后，患者述服后胸中热辣异常，有泪泪流水声，后夜泻10余次，胸水大量减少，此为服温金散10日，同时并服汤剂，温阳利水化饮。现温金散每日1克，仍泻。期

间，患者因胸水喘闷不休，去医院抽胸水数次。然所有用药为
辅助，即助其自身恢复自身之圆运动，恢复其自身气化，温金
散及汤剂疗效显著，但不能助其自身恢复水液代谢气化，勉强
维持而已。

宫颈癌

——温升肝木，收敛止血

患者张某，女，43岁，河南郑州人。

2018年11月17日初诊：曾有轻微宫颈出血，后外出旅游出现下体出血，至医院检查，诊为宫颈癌。月经再行，平素腰酸痛，白带浊、时如水状，少腹隐痛，睡眠浅，肢厥，舌淡，脉沉迟。治疗拟方如下：制附子30克，炮姜30克，炙甘草30克，红参30克，吴茱萸30克，仙鹤草20克，白芷20克，茜草20克，海螵蛸10克，泽泻30克，山萸肉45克（图105）。加水2.5千克，煮沸2小时，日1剂，分3次服，21剂。

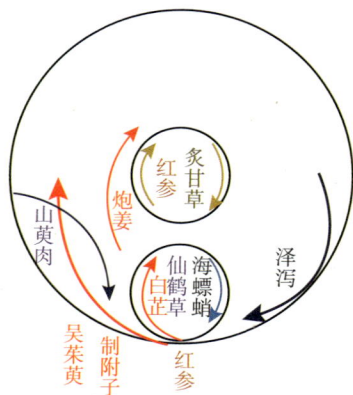

图105

2019年6月22日二诊：服前方4个月60余剂后血止，子宫肌瘤、卵巢囊肿均缩小，腰酸痛、睡眠均好转。2个月前行宫颈手术，术后眠差、多梦、乏力、舌淡中裂，目暗，脉左寸弦斜上，脉偏沉迟。治疗拟方如下：辽五味子15克，炮姜20克，炒白术30克，制附子30克，茯苓30克，炙甘草30克，红参30克，山萸肉45克（图106）。加水2.5千克，煮沸2小时，日1剂，分3次服，30剂。

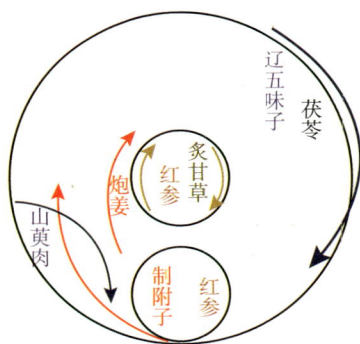

图106

胃癌术后

——运中祛浊邪，依肠痛论治

患者金某，女，22岁，山西阳泉人。

2016年11月6日初诊：2013年发现腹部脐上有硬物，伴疼痛，至医院就诊，诊为阑尾癌变、胃癌，行手术治疗，术后大便溏泄。刻下症见面色㿠白，目下睑暗，舌淡胖、苔白厚腻，脉濡迟弱。治疗拟方如下：半夏30克，砂仁10克，炒白术30克，茯苓30克，胆南星10克，制附子15克，败酱草20克，巴戟肉30克，党参30克，炮姜15克，薏苡仁30克（图107）。加水2千克，煮沸90分钟，日1剂，分3次服，21剂。

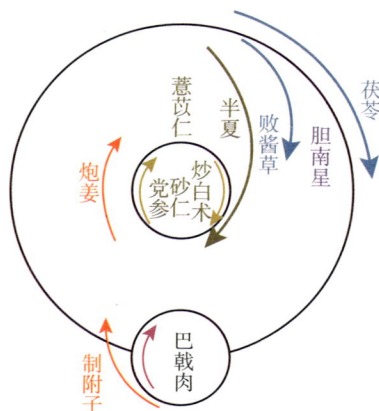

图107

2017年2月19日二诊：服前方21剂，大便次数减为日行2次，面色好转，目暗，舌淡红、苔腻，脉濡迟弱。治疗拟方如下：半夏30克，砂仁10克，炒白术30克，胆南星20克，制附子30克，炮姜30克，红参30克，枸杞子30克，巴戟肉30克，炙甘草30克（图108）。加水2.5千克，煮沸2小时，日1剂，分3次服，30剂。

2017年3月26日三诊：服前方30剂，大便日行2次，无腹痛，目下睑暗，舌淡红，脉沉滞。嘱守前方加浙贝母30克、白芥子10克（炒研），30剂。

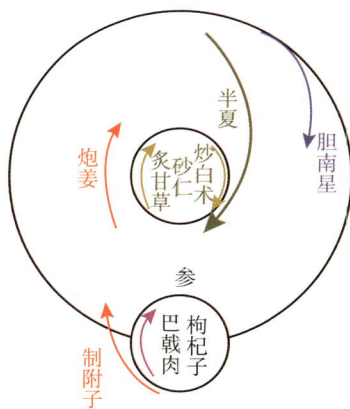

图108

2017年4月23日四诊：面色红润，舌淡红，目偏暗。嘱守3月26日方，30剂。

2017年5月27日五诊：面色红润，目下睑暗，经常熬夜，基本无头痛，脉缓和、两寸偏弱。治疗拟方如下：郁金15克，川芎20克，浙贝母30克，白芥子10克（炒研），半夏30克，炒白术20克，胆南星30克，制附子20克，炮姜20克，红参20克，枸杞子30克，炙甘草20克。加水2.5千克，煮沸2小时，日1剂，分3次服，30剂。

肝癌、肝硬化、胸腹水

——滋水涵木、补土培木，扶正以祛邪

患者时某，男，60岁，河南郑州人。

2016年5月29日初诊：2016年3月28日因肝内巨大占位，病理提示肝癌，行肝右叶大部切除术（手术记录及病理结果见图109）。后续相关检查见图110。有肝硬化、胸腹水，身体羸瘦，面色苍晦，舌紫、无苔，余不详。一直服附子理中丸以顾护脾胃后天，腹泻。嘱继服附子理中丸。

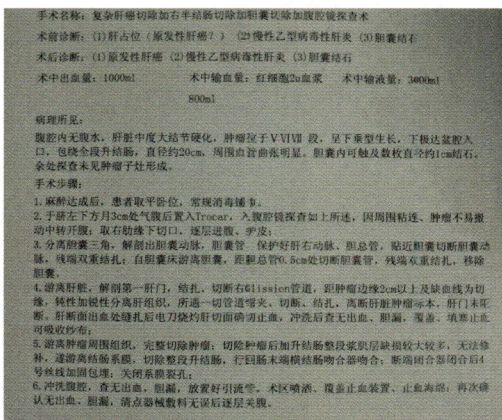

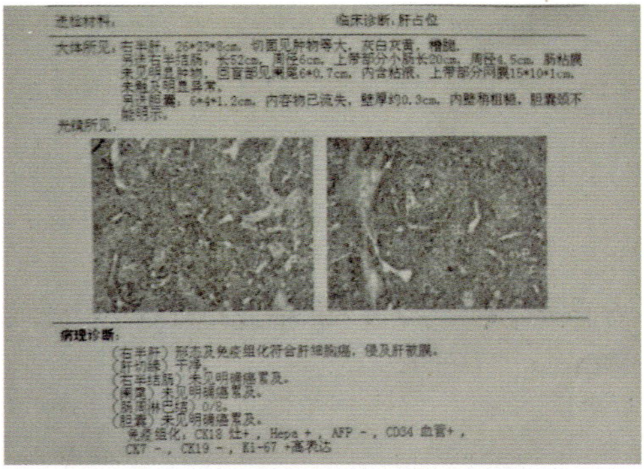

送检材料：　　　　　　　　临床诊断：肝占位

大体所见：右半肝：26*23*8cm，切面见肿物等大，灰白灰黄，糟脆。
另送右半结肠：长52cm，周径6cm，上带部分小肠长20cm，周径4.5cm，肠粘膜未见明显肿物，回盲部见阑尾6*0.7cm，内含粘液，上带部分网膜15*10*1cm，未触及明显异常。
另送胆囊：6*4*1.2cm，内容物已流失，壁厚约0.3cm，内壁稍粗糙，胆囊颈不能明示。

光镜所见：

病理诊断：

（右半肝）形态及免疫组化符合肝细胞癌，侵及肝被膜。
（肝切缘）干净。
（右半结肠）未见明确癌累及。
（阑尾）未见明确癌累及。
（肠周淋巴结）0/8。
（胆囊）未见明确癌累及。
免疫组化：CK18 灶+，Hepa +，AFP -，CD34 血管+，
CK7 -，CK19 -，Ki-67 +高表达

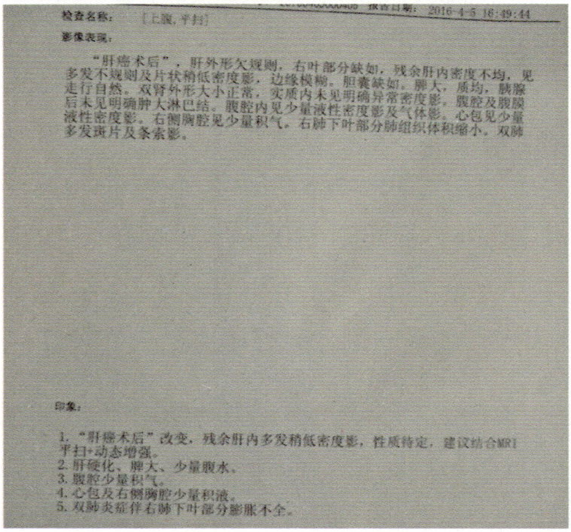

报告日期：2016-4-5 16:49:44

检查名称：　[上腹，平扫]

影像表现：

“肝癌术后”，肝外形欠规则，右叶部分缺如，残余肝内密度不均，见多发不规则及片状稍低密度影，边缘模糊。胆囊缺如。脾大，质均，胰腺走行自然。双肾外形大小正常，实质内未见明确异常密度影。腹腔及腹膜后未见明确肿大淋巴结。腹腔内见少量液性密度影及气体影。心包见少量液性密度影。右侧胸腔见少量积气。右肺下叶部分肺组织体积缩小。双肺多发斑片及条索影。

印象：

1. “肝癌术后”改变，残余肝内多发稍低密度影，性质待定，建议结合MRI平扫+动态增强。
2. 肝硬化、脾大、少量腹水。
3. 腹腔少量积气。
4. 心包及右侧胸腔少量积液。
5. 双肺炎症伴右肺下叶部分膨胀不全。

图 109

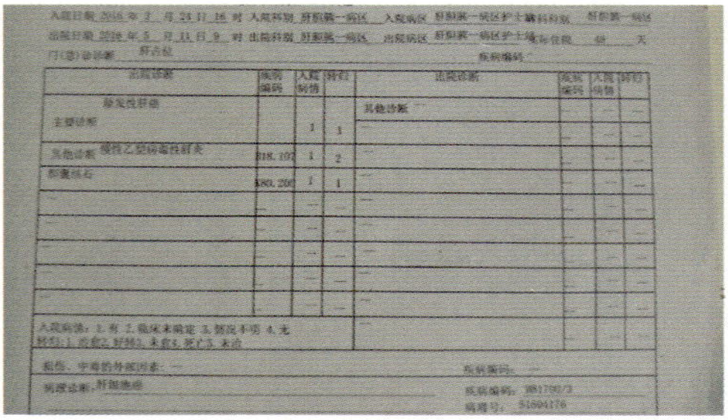

入院日期 2016 年 3 月 24 日 16 时　入院科别 肝胆第一病区　入院病区 肝胆第一病区护士站　转科科别 肝胆第一病区
出院日期 2016 年 5 月 11 日 9 时　出院科别 肝胆第一病区　出院病区 肝胆第一病区护士站　实际住院 49 天
门（急）诊诊断　肝占位　　　　疾病编码 —

出院诊断	疾病编码	入院病情	转归	出院诊断	疾病编码	入院病情	转归
主要诊断 原发性肝癌		1	1	其他诊断 —	—	—	—
				—	—	—	—
其他诊断 慢性乙型病毒性肝炎	B18.102	1	2	—	—	—	—
胆囊结石	K80.200	1	1	—	—	—	—
—	—	—	—	—	—	—	—
—	—	—	—	—	—	—	—
—	—	—	—	—	—	—	—
—	—	—	—	—	—	—	—
—	—	—	—	—	—	—	—
入院病情：1. 有 2. 临床未确定 3. 情况不明 4. 无 转归：1. 治愈 2. 好转 3. 未愈 4. 死亡 5. 未治				—	—	—	—

损伤、中毒的外部因素：—　　　　疾病编码：—
病理诊断：肝细胞癌　　　　疾病编码：M81700/3
病理号：51604176

主　诉：右上腹疼痛不适八个月。

现病史：患者八个月前无明显诱因下出现右上腹疼痛，伴恶心、无呕吐、腹胀、嗳气、皮肤黄染、瘙痒等症状。患者未予以重视，可自行缓解，1周前患者因劳累后出现上腹部阵发性疼痛，伴恶心。2016-3-18于解放军第153医院复查提示：肝占位性病变；肝硬化；胆囊结石；胆囊内沉积物。2016-3-22于河南中医药大学第一附属医院行CT提示：肝脏见巨大占位，为进一步诊治，就诊我院，门诊遂以"肝占位（原发性肝癌？）"为诊断收住我科。发病以来，一般情况可，睡眠欠佳，饮食极差，大小便正常，体重较前无明显变化。

有乙肝病史20余年，未行正规治疗。

既往史：平素体健，诊断胆囊结石10余年，未规律治疗。40余年前车祸致左侧足踝部扭伤，否认糖尿病、高血压、冠心病、脑血管疾病病史，否认结核、疟疾病史，预防接种史不详，否认手术、外伤、输血史，否认食物、药物过敏史。

个人史：生于郑州市上街区，久居本地，无烟区、疫水、疫水接触史、无牧区、矿山、高氟区、低碘区居住史无化学性物质、放射性物质、有毒物质接触史，无吸毒史、无吸烟史、否认冶游史。

婚育史：26岁结婚，夫妻和睦，配偶体健，生育2子1女，均体健。

家族史：父母已故，母亲卒于脑溢血，兄弟姊妹6人，1兄1姐卒于食管癌，余体健，否认家族性遗传病史。

体格检查

T 36.5℃　　P 100次/分　　R 25次/分　　Bp 129/87mmHg

一般情况：发育正常，营养中等，神志清楚，正常面容，表情自如，自主体位，查体合...

第1页

（...）

皮肤粘膜：全身皮肤粘膜无黄染、无皮疹、皮下出血、皮下结节、硬结，毛发分布正常，皮下无水肿，无肝掌、蜘蛛痣。

浅表淋巴结：全身浅表淋巴结未肿大。

头部：头发黑稠平，压缩、包块、无眼睑水肿，结膜正常，眼球正常，巩膜无黄染，瞳孔等大圆同圆，对光反射正常，外耳道无异常分泌物，乳突无压痛，无听力粗试异常，鼻窦无压痛，口鼻无异物，口腔粘膜正常，舌苔正常，伸舌无偏斜、震颤，齿龈正常，咽部粘膜正常，扁桃体无肿大。

颈部：颈软无抵抗，颈动脉搏动正常，颈静脉正常，气管居中，肝颈静脉回流征阴性，甲状腺正常，无压痛、震颤、血管杂音。

胸部：胸廓正常，胸骨无叩痛，乳房正常对称，呼吸运动正常，呼吸规整，肋间隙正常，语颤正常，叩诊清音，双肺呼吸音清晰，无胸膜摩擦音，心前区无隆起，心尖搏动正常，叩诊心浊音界相对浊音界如下图，心率100次/分，律齐，各瓣膜听诊区未闻及杂音，无心包摩擦音。

心浊相对浊音界

心右缘(cm)	肋间	心左缘(cm)
2.0	II	2.0
2.0	III	4.5
4.0	IV	6.0
	V	8.5

注：左锁骨中线距前正中线9.5cm

腹部：腹平坦，无腹壁静脉曲张，腹部柔软，无压痛、反跳痛，腹部无包块，肝脏未触及，脾脏未触及，Murphy氏征阴性，肾区无叩击痛，无移动性浊音，肠鸣音正常，4次/分。

肛门生殖器：肛门及外生殖器未查。

脊柱四肢：脊柱正常生理弯曲，四肢活动自如，无畸形，下肢静脉曲张、杵状指（趾），无关节异常，双下肢无浮肿。

神经系统：四肢肌力、肌张力未见异常，双侧膝(-)，三头肌腱反射正常，双侧髌、跟腱反射正常，双侧Babinski征阴性。

专科检查

一般情况可，全身皮肤粘膜无黄染，全身浅表淋巴结未触及肿大，双肺呼吸音正常，心率100次/分，律齐、心音正常，心前各瓣膜听诊区未闻及病理性杂音，腹软，无腹壁静脉曲张动，无腹壁静脉曲张，全腹无压痛、反跳痛及肌紧张，肝脾肋下未触及，墨菲氏征阴性，腹部叩诊无移动性浊音，肝肾区无叩击痛，肠鸣音正常。

辅助检查

2016-2-18于解放军第153医院B超提示：肝占位性病变；肝硬化；胆囊结石；胆囊内沉积物。2016-3-22于河南中医药大学第一附属医院行CT提示：肝脏见巨大占位。

初步诊断：
1. 肝占位（原发性肝癌？）
2. 慢性乙型病毒性肝炎
3. 胆囊结石

图 110

2016年6月16日二诊：肝癌术后，目苍晦，身体羸瘦，舌淡、苔厚腻，脉弦大数，两关弦大搏，尺浮弦尚任取，下三部脉可见、枯细。治疗拟方如下：制附子15克，炮姜20克，炙甘草15克，红参30克，山萸肉30克，茯苓45克，泽泻30克，炒白术20克，砂仁15克，九制熟地黄30克，鸡矢藤30克，肉苁蓉30克，巴戟肉30克，软肝草30克（图111）。加水2千克，煮沸90分钟，日1剂，分3次服，21剂。

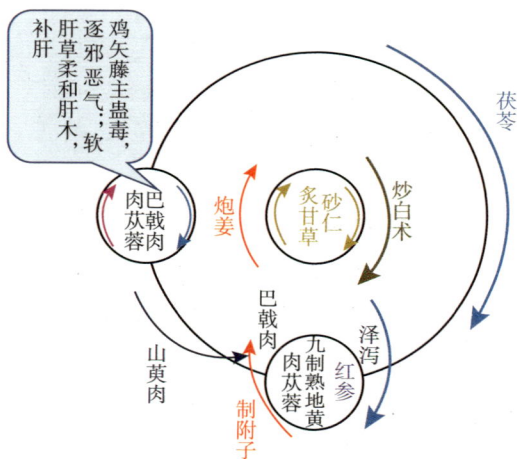

图111

2016年11月6日三诊：近日精神、体力佳，西医检查指标基本正常，舌淡、苔腻，脉弦大芤。治疗拟方如下：九制熟地黄45克，山萸肉60克，茯苓30克，泽泻30克，红参30克，怀山药30克，制附子20克，鸡矢藤30克，软甘草30克，巴戟肉30克，肉苁蓉30克，炒白术30克，砂仁10克，炮姜20克，炙甘草15克。加水2.5千克，煮沸2小时，日1剂，分3次服，30剂。

2017年1月7日四诊：精神、体力好，停药20余日，脉弦缓偏大、两尺弦硬。治疗拟方如下：九制熟地黄30克，怀山药30克，山萸肉45克，茯苓30克，泽泻30克，巴戟肉30克，枸杞子30克，菟丝子30克，红参30克，鸡矢藤30克，软肝草30克，制附子15克。加水2千克，煮沸90分钟，日1剂，分3次服，30剂。

2017年2月19日五诊：纳眠佳，无口干痛，西医检查指标正常，面暗，舌淡紫、苔腻，脉偏弦，脉大之象已敛。嘱守1月7日方，去茯苓，30剂。

2017年5月4日六诊：停药1个月，查甲胎蛋白1.52ng/ml（正常0~8.78ng/ml），其余相关检查结果见图112。纳眠佳，面暗，舌淡中裂、苔偏腻，脉弦、尺弱。治疗如下。

处方1：固本散加灵芝孢子粉100克。

处方2：九制熟地黄30克，制附子15克，山萸肉30克，红参30克，怀山药30克，茯苓30克，菟丝子30克，沙苑子30克，枸杞子30克，鸡矢藤30克，软肝草30克，肉苁蓉20克（图113）。加水2千克，煮沸90分钟，日1剂，分3次温服，30剂。

超声所见

　　肝脏：肝右叶部分切除术后，肝脏形态失常，包膜不光整，肝区回声粗糙增强，肝右叶可示1.3x1.1cm实性低回声结节，肝内管系走行正常清晰，门脉管系无明显扩张，门脉主干内径约1.26cm。

　　胆囊：已切除，未显示。

　　肝外胆管：不扩张，内未见结石及肿物图像。

　　胰腺：形态正常，大小正常，包膜光滑，内未见明显肿物图像及液性暗区。

　　脾脏：厚约5.3cm，肋下可及，形态饱满，体积增大，内部回声均匀，未见肿物图像及液性暗区。

超声提示

　　肝部分切除术后
　　胆囊切除术后
　　肝硬化及肝内实性结节，建议定期复查
　　脾大

| 性别：男 | 科 室：感染科门诊 | 标本类型：血清 | 诊断： |
| 年龄：61岁 | 床 号： | 送检日期：2017/05/03 08:47 | 备注： |

代号	项 目	结果	参考值	代号	项目	结果	参考值
ALT	谷丙转氨酶	23	5—45 U/L				
AST	谷草转氨酶	29	5—40 U/L				
TP	总蛋白	77.1	62—87 g/L				
ALB	白蛋白	35.3	34—54 g/L				
GLB	球蛋白	41.8↑	20—35 g/L				
A/G	白球比	0.84↓	1.3—2.5				
TBIL	总胆红素	19.4	5.1—28 umol/L				
DBIL	直接胆红素	6.7	0—10 umol/L				
IBIL	间接胆红素	12.7	0—18.0 umol/L				
ALP	碱性磷酸酶	100	40—150 U/L				
GGT	谷氨酰转肽酶	34	0—50 U/L				
AST/Al转氨酶比		1.26					

送检医生：张成道 检验日期：2017/05/03 报告日期：2017/05/03 09:15 检验师：

项目代号	项目名称	结果	单位	参考值
AFP	甲胎蛋白	1.52	ng/ml	0—8.78

图 112

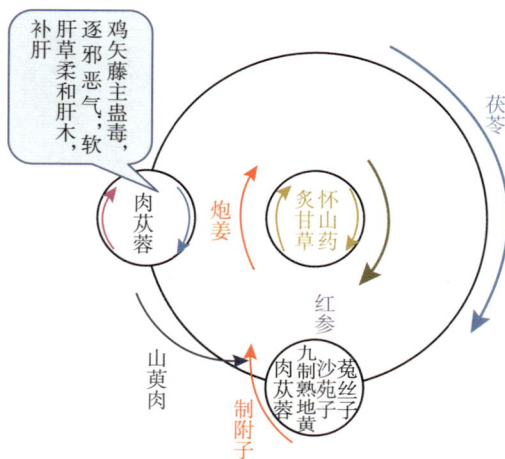

图 113

2017年6月18日七诊：近半个月曾出现一过性眩晕、痒疹，舌淡，脉弦大。治疗拟方如下：黄芪120克，红参30克，白术20克，茯苓30克，炙甘草20克，熟地黄30克，生龙骨30克，生牡蛎30克，怀山药30克，山萸肉60克，川芎10克，肉苁蓉20克（图114）。加水2千克，煮沸90分钟，日1剂，分3次服，14剂。

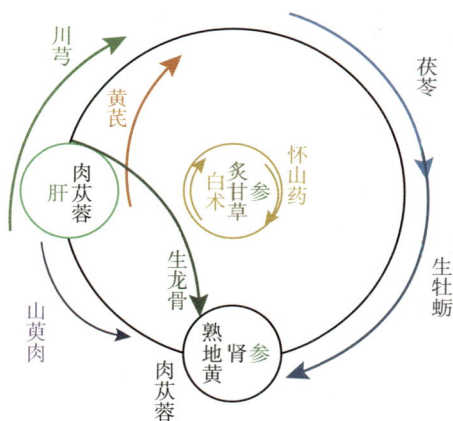

图114

2017年9月3日八诊：咳嗽渐重，西医检查提示肺部感染，肝癌无异常表现（相关检查结果见图115）。停药1个月，舌淡白、苔滑腻，脉弦细，右寸弦，尺弱。治疗拟方如下：麻黄10克，杏仁15克，炙甘草20克，辽细辛10克，半夏30克，炮姜20克，炒白术30克，茯苓30克，炙紫菀、款冬花各20克，壳白果20克，枸杞子30克，菟丝子30克，制附子20克，鱼腥草20克，补骨脂30克，生黄芪60克。加水2千克，煮沸90分钟，日1剂，分3次服，7剂。2020年10月7日随访，患者表示身体健康如常人。

| 性别：男 | | 住院号：0001447972 | 费别：协议单位 | | 送检时间：2017/08/31 09:15 |
| 年龄：61 岁 | | 科室：普通外科肝胆病 | 诊断： | | 备注： |

项目代号	项目名称	结果	单位	参考值
AFP	甲胎蛋白	2.11	ng/ml	0—8.78

科室：南内科门诊　　门诊/住院号：

检查部位：　　肺部正位，

影像表现：

　　肺野透亮度正常，右肺中叶、左肺舌叶、双肺下叶可见斑片状高密度影，双侧气管支气管通畅，胸廓对称，纵隔居中，纵隔内未见明显肿大淋巴结影。心脏及大血管未见异常。双侧胸腔未见液体密度影及胸膜肥厚征象。

诊断意见：

双肺感染灶，建议抗炎后复查排除传染性疾病。

图115

膀胱癌

——三焦者，决渎之官，水道出焉

患者杨某，女，70岁，河南濮阳人。

2020年1月7日初诊：西医诊为膀胱癌（相关检查结果见图116），症见尿频、尿痛（热痛、刺痛）、尿血。近3日无大便，腹胀，小便难，水谷难进，卧床不起。经电话诊疗后予大柴胡汤，拟方如下：柴胡125克，大黄30克，砂仁10克，半

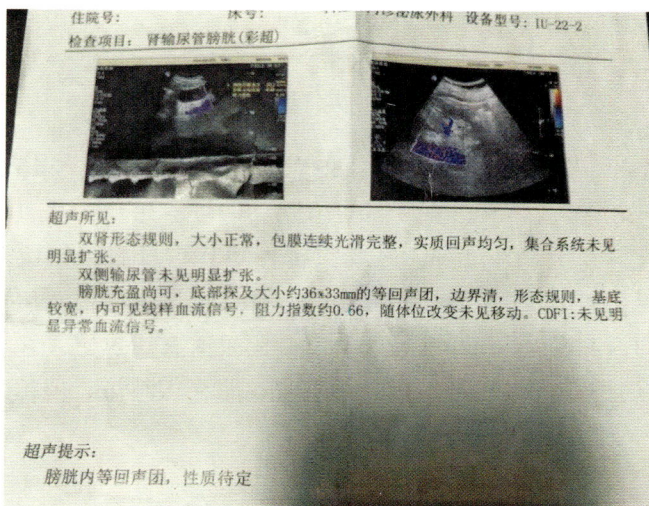

住院号：　　　床号：　　　　　电泌外科　设备型号：IU-22-2
检查项目：肾输尿管膀胱（彩超）

超声所见：
　　双肾形态规则，大小正常，包膜连续光滑完整，实质回声均匀，集合系统未见明显扩张。
　　双侧输尿管未见明显扩张。
　　膀胱充盈尚可，底部探及大小约36×33mm的等回声团，边界清，形态规则，基底较宽，内可见线样血流信号，阻力指数约0.66，随体位改变未见移动。CDF1：未见明显异常血流信号。

超声提示：
　　膀胱内等回声团，性质待定

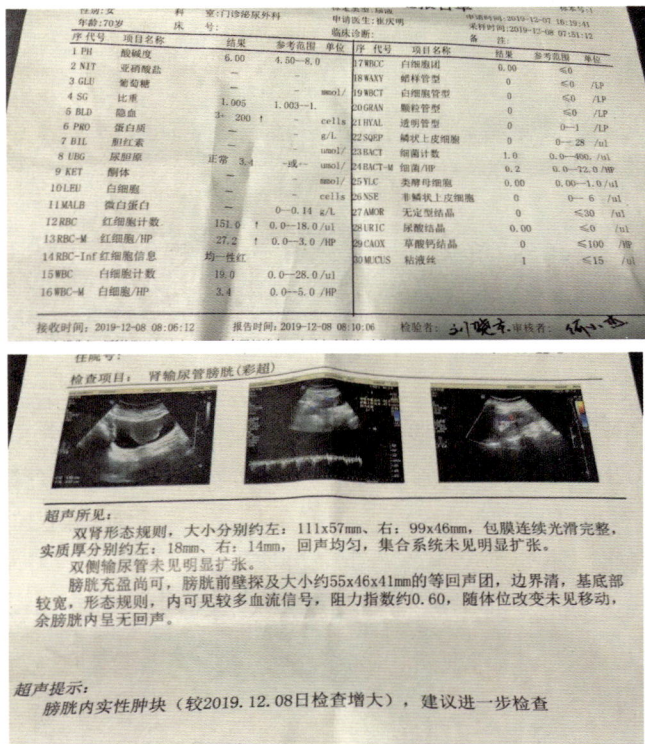

图116

夏30克，枳实15克，巴戟肉30克，赤芍30克，黄芩15克，车前子30克，茯苓45克，泽泻45克，生姜30克，大枣12枚，西洋参30克（图117）。患者家属告知其当日服第二次药后呕吐，嘱1小时后再服。服第三次药时有少量呕吐，吐后自觉胃胀、有灼热感。22时小便1次，自觉尿道有灼热感，之后躺一会就想排尿，但尿量不多，仍有胃脘胀，入睡难，但睡眠质量尚可。

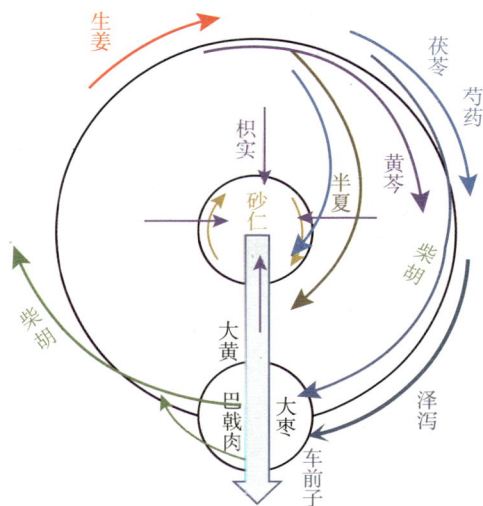

图 117

　　2020年1月8日二诊：早上5时左右排黑色大便，前段稍干、后段稍稀，质黏，便后胃部仍有不适，稍后胃胀减轻，精神状态较前平静许多。自觉舌头有麻木感、舌苔厚（图118），阴道部位刺痛、胃痛、低热（体温36.3℃），口苦。嘱续服前方1剂，晚上舌苔见图119。

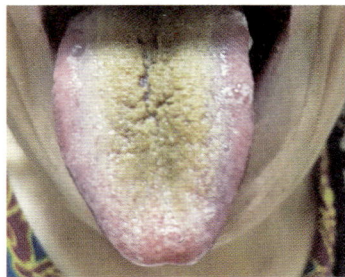

图 118

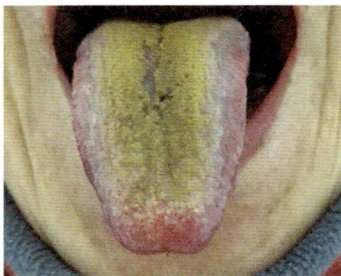

图119

2020年1月9日三诊：昨日白天小便4次、量少，自觉尿道有灼热感，伴有想排尿但排不出感。下午大便1次、量少、稀溏、呈黄黑色。自述右胁下胀满，近期时有视物模糊。昨晚至今晨4：20左右，大便3次、量少、质稀溏、呈黄黑色，其余无明显不适，舌苔见图120。今晨精神较昨日有改观，相对清醒平静。嘱续服前方1剂。

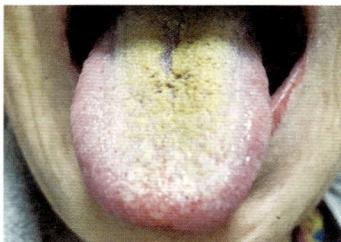

图120

2020年1月10日四诊：昨日整体精神状态尚可，白天小便量少、色黄，尿后自觉尿道有灼热感，时有想排尿但排不出感，入睡困难，自觉有上火的感觉。昨日20时左右服用第3剂一半后呕吐，余药未服。22：10大便1次、质稀溏，此后无大小便，也无其他不适。今日小便色黄、带血。舌苔见图121。嘱续服前方1剂。

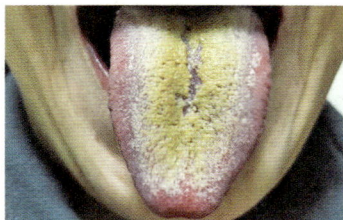

图121

2020年1月11日五诊：昨日整体精神状态尚可。上午、下午各进食小半碗南瓜小米粥，小便带血。自觉走路时头晕，腿软无力，入睡困难，基本无上火的感觉。今晨4：30大便1次、量少、质稀溏，舌苔见图122。治疗予大柴胡汤剂量减半，加三七粉10克、蒲黄炭10克。

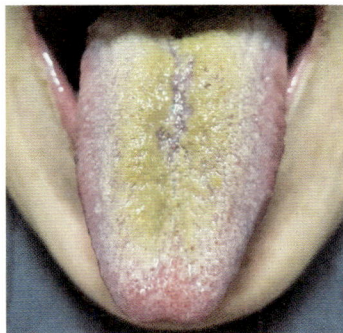

图122

2020年1月12日六诊：昨日感觉精神不佳，身体绵软无力，头晕沉，基本躺在床上或斜坐在沙发上，很少走动。上午、晚上分别进食少量小米粥和油菜稀饭，小便次数少，尿中带血（图123）。22时大便1次。今晨4：10分左右大便1次、质稀溏，期间还有1次大便，时间不详，质稀溏。晚上睡眠有改善，今早精神稍好，但仍感觉乏力，舌苔见图124。治疗拟方如下：香蒲15克，炒栀子10克，三七10克，制乳香5克，制没药5克，五灵脂15克，姜炭10克，野黄芪30克，蒲黄炭10克，血余炭5克，当归炭15克，砂仁15克，肉苁蓉30克，巴戟肉30克，白茅根100克。加水1.5千克，煮沸1小时，日1剂，分3次服。

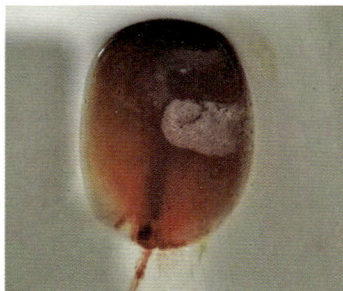

图123

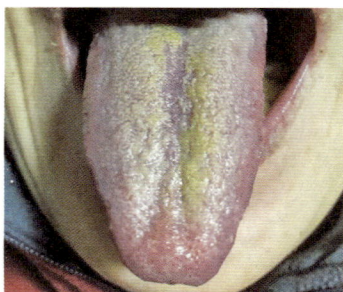

图124

2020年1月13日七诊：昨日早、中、晚各进食适量面条和稀饭。17时小便1次，尿中带血（同1月11日）。17:15大便1次、质稀溏。21:30左右服完最后1次药。今晨5时左右大便5~6次、质稀溏，血尿减轻，精神明显好转，乏力减轻，可以下床活动，舌苔见图125。

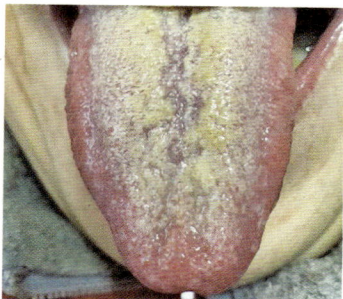

图125

2020年1月14日八诊：昨日早、中、晚各进食适量面条和稀饭，上午精神佳，可以下床活动，下午感觉困倦，眼皮有睁不开的感觉。小便4~5次，带血程度减轻，自觉小便后有刺痛感，下半身不适，无大便。今晨2时、7时各小便1次，血尿程度较轻，仍觉困倦，气力不如昨日早上，舌苔见图126。嘱续服前方1剂。

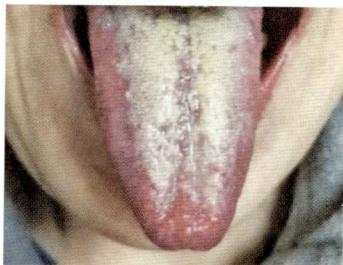

图126

2020年1月15日九诊：昨日早上、中午各进食适量面条和稀饭，精神欠佳，气力较差，很少下地走动，卧床善太息。小便4~5次，有想排尿但排不出的感觉，量少、味较臭，带血程度减轻，小便后有明显刺痛感，无大便。17时小便后疼痛加剧，一段时间后疼痛减轻，下腹胀满，18∶30服第3次药后呕吐，自觉舌头发麻、头晕，之后慢慢减轻。19时小便1次，刺痛感减轻，小腹胀满。昨晚睡眠尚可，早上4∶20小便1次、尿血，下半身不适，小腹胀满，精神一般。6∶40又小便1次，尿血较前稍有减轻。舌苔见图127。前方剩余2次，嘱续服。

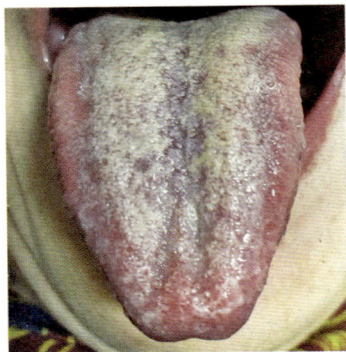

图 127

2020年1月16日家属告知昨日早上、中午进食少量面片和米饭。尿频、尿急、尿失禁，尿量少、尿血较轻。早上9时小便1次，刺痛感较剧烈，持续时间约20分钟。10时大便1次，前段干、后段稀溏、色黑、味臭、量少，伴有腹胀、排便不畅。10∶40分又大便1次，质稀溏、色黄、量很少。13时、17时左右各服用1丸附子理中丸（煮水）。15时、20时左右各服1次大柴胡汤。下午小便刺痛感有所缓解，持续时间比早上短。晚上小便刺痛感较下午强烈。今日精神尚可，早、中、晚各进食少量稀饭和面片。尿频、尿急、尿失禁，尿量少、尿血较轻，小便时和便后疼痛感较强烈。今晨4∶20大便1次，较顺畅，量少、色黄、质稀溏，其余无明显不适。舌苔见图128。1月17日精神一般，尿频、尿急、尿失禁，尿量少、无尿血，小便时和便后疼痛感强烈，无大便。早上5：40大便1次、量少、质干，舌苔见图129。

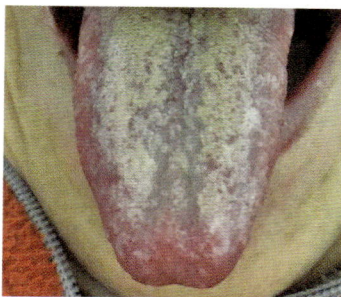

图128

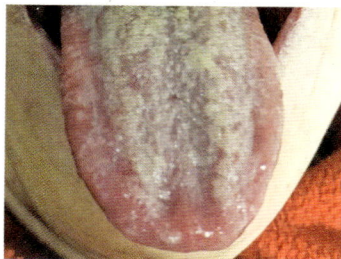

图129

2020年1月19日十诊：膀胱癌，尿血3个月。1月7日水谷难进、前后不通，服大柴胡汤得以缓解。后减半服12日，改服止血剂至今。面色黄白，唇红舌赤，尿频、尿急、尿灼热痛，无尿血，脉枯弱、右反关。治疗拟方如下：阿胶10克（烊化），猪苓30克，泽泻30克，茯苓30克，滑石30克，车前子30克，炒栀子15克，制乳香6克，制没药6克，五灵脂15克，香蒲15克，西洋参30克，白茅根120克，巴戟肉30克，肉苁蓉30克，砂仁

10克，九制熟地黄30克。加水1.5千克，煮沸1小时，日1剂，分3次服，14剂。2020年2月1日家属告知患者精神、体力较前好转，能下地走动，偶尔下楼晒太阳，胃口有改善，每天能进食一些。大便不畅、量少、质较干，小便频，量少时有强烈刺痛、灼热感且持续时间较长，量多时痛感不明显，尿道红肿，眠差（晚上穿尿不湿，考虑睡眠受小便时刺痛感影响），舌苔见图130。

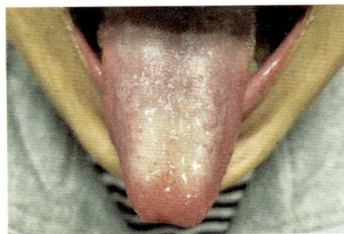

图130

2020年3月7日十一诊：服1月19日方至今，诸症好转，能进行轻度劳动，纳可，小便坠痛，尿频或尿失禁，尿中带血丝，面苍黄，舌淡、苔白腻，脉左尺有缓象、关结滞、寸弱，右脉反关。此为结滞在三焦及肝胆。治疗拟方如下：郁金10克，香附10克，柴胡10克，桂枝6克，白术10克，猪苓30克；泽泻45克，血琥珀10克，砂仁10克，五灵脂15克，制乳香6克，制没药6克，巴戟肉30克，肉苁蓉30克，白茅根120克，西洋参30克。加水1.5千克，煮沸1小时，日1剂，分3次服，14剂。

2020年3月23日十二诊：面色好转，易怒，尿急、尿频、尿失禁，小便坠痛，舌淡红、苔偏腻，左关脉滞结重。嘱守3月7日方，加栀子炭15克，煮法同前，21剂。

2020年4月25日十三诊：食纳好转，体重增加，尿中带血、痛减，下半身肿痛，脉左关上滞濡，右反关脉。诊为木气上行，升机受阻，陷而化热。治疗拟方如下：桂枝20克，木瓜30克，赤芍10克，香附10克，郁金10克，三棱10克，莪术10克，玄参30克，熟地黄30克，肉苁蓉30克，升麻10克，柴胡20克，野生黄芪60克，西洋参30克（图131）。加水1.5千克，煮沸1小时，日1剂，分3次服，14剂。

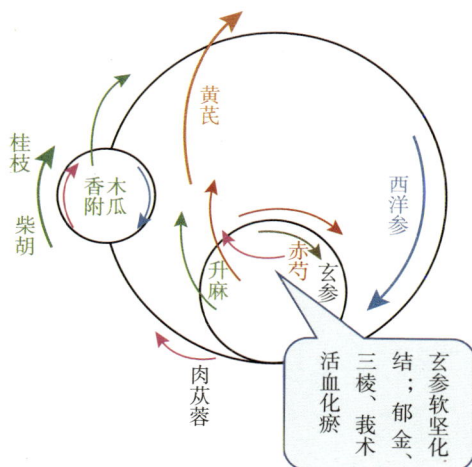

图131

2020年5月10日十四诊：面色好转，食纳不香，乏力，无尿频，尿痛减、尿中略带血，舌暗红、苔厚腻，脉左关濡滞。治疗拟方如下：桂枝15克，木瓜30克，当归10克，乌梅30克，制乳香6克，制没药6克，炒栀子10克，玄参30克，熟地黄30克，砂仁10克，红参30克，野生黄芪60克，半夏30克，肉苁蓉30克，巴戟肉30克。加水1.5千克，煮沸1小时，日1剂，分3次服，30剂。

2020年6月13日十五诊：面色明亮，纳佳，服药后小便排出烂肉等秽物，无明显疼痛，小便时稍痛，脉左关滞。嘱守5月10日方，加郁金15克，30剂。后患者无明显不适，诸症消失。2021年10月随访得知患者身体康健。

按：此例膀胱癌患者，中医诊断为血淋证，病机属火邪入于膀胱。2020年1月7日，患者近3日无大便，腹胀，舌苔黄厚腻，属于三焦相混、内外不通的危重证，急用大柴胡汤开通三焦，驱除三焦街衢之邪热，畅达上中下、内外交通之道路，得以解除急证。3剂后，舌苔黄厚腻大减，急证解除。改大柴胡汤减半量，继续服，三焦火热下陷膀胱。服药至1月19日时，舌苔已经基本正常。后续治以补肾阴、理气、止血、疏肝。

淋巴癌多发转移——纳差、乏力甚

——中气、元气虚惫

患者吉某，女，76岁，河南濮阳人。

2021年9月11日初诊：纳差2月余，2021年9月2日至医院就诊，考虑惰性淋巴瘤多发、脾脏体积大、代谢轻度弥漫性增高。刻下症见气喘、吸气困难、喘息有音，无力自主步行，自轮椅下搀扶而来，不能久坐，平卧稍好，尿频（夜尿每日10多次），面色黄白不泽，舌光红、无苔，脉右寸关涩弱无神，尺脉幅幅而坚，左寸弦枯斜上，关尺弦弱。治疗予金匮肾气丸、十全大补丸、附子理中丸、生脉饮。按说明书用法用量服用1周。

2021年9月18日二诊：服前方精神、食纳好转，脉右寸无神，余稍好转。嘱肾气丸，较前加量；十全大补丸，较前倍量；生脉饮，3支/日；固本散，10克/日，分3次，空腹温水冲服。服1个月。

2021年10月16日三诊：面色润，舌淡红，纳眠佳，夜尿减为每日4次，已脱离轮椅，脉弱。嘱守方：肾气丸，2丸/日；十全大补丸，2丸/日；附子理中丸，1丸/日；生脉饮，3支/日；固本散，10克/日，分3次，空腹温水冲服。

2021年11月6日四诊：面色红润，已脱离轮椅，可自行在小区散步，思维清晰，纳眠佳，舌淡红，脉左寸三部沉缓，较前有力，两寸弦斜上，右细弱、由枯转润。此时已由危重证逐渐转为平稳，治以补固先后天二本，处方如下：固本散，10克/日；少阴精华丸，2丸/日；肾气丸，2丸/日；消瘰丸，1丸/日。服30日。